健康小煮意

心脑血管病

饮食调养

胡维勤 主编

黑龙江出版集团
黑龙江科学技术出版社

图书在版编目（CIP）数据

心脑血管病饮食调养 / 胡维勤主编 . -- 哈尔滨：
黑龙江科学技术出版社，2017.6
（健康小煮意）
ISBN 978-7-5388-9145-4

Ⅰ . ①心… Ⅱ . ①胡… Ⅲ . ①心脏血管疾病－食物疗
法②脑血管疾病－食物疗法 Ⅳ . ① R247.1

中国版本图书馆 CIP 数据核字 (2017) 第 052115 号

心脑血管病饮食调养

XIN-NAO XUEGUAN BING YINSHI TIAOYANG

主　　编	胡维勤	
责任编辑	焦　琰	
摄影摄像	深圳市金版文化发展股份有限公司	
策划编辑	深圳市金版文化发展股份有限公司	
封面设计	深圳市金版文化发展股份有限公司	
出　　版	黑龙江科学技术出版社	

地址：哈尔滨市南岗区建设街 41 号　邮编：150001
电话：(0451)53642106　传真：(0451)53642143
网址：www.lkcbs.cn　　www.lkpub.cn

发　　行	全国新华书店
印　　刷	深圳市雅佳图印刷有限公司
开　　本	723 mm×1020 mm　1/16
印　　张	7
字　　数	90 千字
版　　次	2017 年 6 月第 1 版
印　　次	2017 年 6 月第 1 次印刷
书　　号	ISBN 978-7-5388-9145-4
定　　价	19.80 元

吸烟、喝酒、饮食不规律、缺乏锻炼、经常熬夜……这些不良的生活习惯，正在加速血管老化，逐渐侵蚀人体健康，成为严重威胁人类健康的重要因素之一。心脑血管病，更被冠以"富贵病"的称号，具有"高发病率、高致残率、高死亡率、高复发率、多并发症"的特点。全球每年死于心脑血管病的人数高达1500万，居各项死因之首。虽然心脑血管病已成为人类健康的"无声凶煞"，但是根据中医"医食同宗""药食同源"的理论，我们仍然能够通过科学合理的饮食调养，有效预防和降低心脑血管病的发生。

《健康小煮意：心脑血管病饮食调养》共分四章，第一章主要介绍心脑血管病的相关知识、饮食原则；第二章为读者精选营养食材，分别对其食疗功效、推荐烹调法以及营养食谱等内容进行详细讲解；第三章则从药膳的角度入手，重点推荐有益于防治心脑血管疾病的中药材，让读者在了解每种药材的功效、食用禁忌的基础上，选择合适的药膳；第四章重点分析常见心脑血管病及其典型症状，提出相应的调养建议，并对每种常见心脑血管病有针对性地推荐精美的调养食谱，以帮助心脑血管病患者对症调理，达到理想的食疗效果。

除书中详细介绍的食谱外，本书还在"关注'掌厨'"栏目中为您推荐了更多对症食疗方和营养药膳方，您只需"扫一扫"图片下方的二维码，或下载"掌厨"APP软件，即可免费观看视频操作过程，让养心、护脑变得轻松、有趣。

其实，无论是健康人士，还是已患上心脑血管病的人，在日常生活中保持积极向上的心态、遵从健康的生活方式和均衡的饮食原则，对预防和控制心脑血管病都具有非常重要的意义。本书期望读者能够在轻松阅读的同时学习到相关知识，从而对心脑血管病的防治形成一个较为科学的认识，以保持身体健康。最后，衷心祝愿所有心脑血管病患者早日恢复健康。

目录 CONTENTS

Part 1 心脑血管病，世界头号健康杀手

Part 2 吃对食物，撑起心脑血管的保护伞

Part 3

甄选中药材，
远离心脑血管疾病

Part 4
对症食疗，
常见心脑血管病放心吃

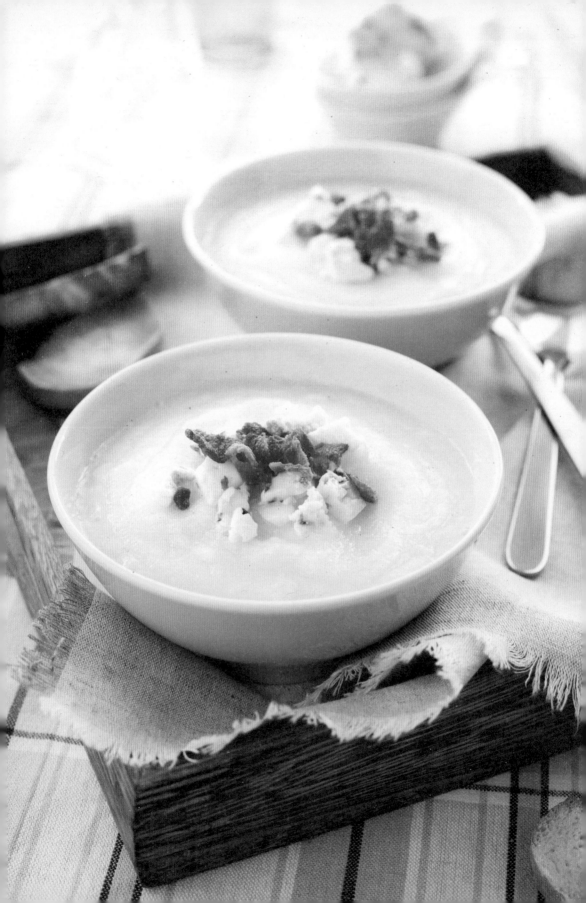

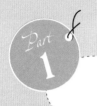

心脑血管病，
世界头号健康杀手

什么是心脑血管病？心脑血管病有哪些危害？哪些人群易患？心脑血管病患者的饮食原则有哪些？……太多的问题需要我们去解答。心脑血管病是严重威胁人类健康以及生命的疾病，我们需要了解心脑血管病，并认识到预防心脑血管病的重要性，以及饮食在其中扮演的角色。

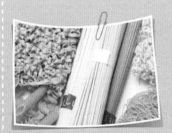
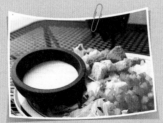
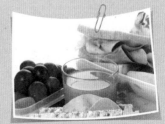

认识心脑血管病

心脑血管病是目前人类死亡的首要病因，那么，究竟什么是心脑血管病？它对人体有哪些危害？哪些因素会导致心脑血管病的发生？下面将为读者一一做出解答。

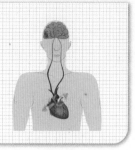

-------------- •●● **解读心脑血管病** ●●• --------------

心脑血管病是心血管病和脑血管病的统称，泛指由高血脂、血液黏稠、动脉粥样硬化或高血压等所导致的心脏、大脑及全身组织发生的缺血性或出血性疾病。正确地认识心脑血管病，对预防和治疗疾病具有重大意义。

●什么是心血管病

①**病症介绍**：心血管病，又称循环系统疾病。循环系统是指人体内运送血液的器官和组织。循环系统疾病主要是指发生在心脏、血管（动脉、静脉和微血管）或相关组织中的疾病。通常，45岁以上的中、老年人的患病率明显高于青年人，且男性患者多于女性，肥胖人群的患病率也较正常体重人群要高。

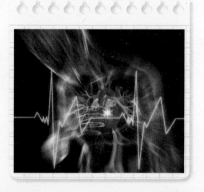

②**病症分类**：心血管病根据病程可分为急性心血管疾病和慢性心血管疾病；根据致病原因，又可以细分为先天性心血管疾病和后天性心血管疾病。

③**发病原因**：动脉硬化被认为是心血管疾病的主要病因。同时，年龄的增长、抽烟、空气污染、重要营养（如多酚抗氧化剂）的缺乏、缺乏运动、肥胖以及精神长期处于紧张、忧郁状态也可能会诱发心血管疾病。此外，高胆固醇、不正常的脂蛋白状况、高血压等也会增加心血管疾病的发病风险。

④**典型症状**：心悸、呼吸困难、发绀、眩晕、晕厥和疲劳等。

⑤**常见病种**：冠心病、高血压病、高脂血症、急性心肌梗死和风湿性心脏病等。

●什么是脑血管病

①**病症介绍**：脑血管病是脑部血液供应障碍引起的脑部疾病的总称，其病理变化为脑血管突然破裂或突然闭塞，从而造成该血管支配区域脑组织的功能障碍。临床上表现为中

风不语、半身不遂等，常称为"卒中"或"中风"。该病的发病年龄多在40岁以上，冬季的发病率往往高于夏季，且无明显的性别差异。

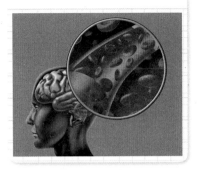

②**病症分类**：脑血管病按性质，通常可分为缺血性脑血管病和出血性脑血管病；按照病程，又可分为急性脑血管病和慢性脑血管病。

③**发病原因**：一是血管壁的病变，主要指动脉粥样硬化及血管发育异常等；二是血压的变化，包括各种原因引起血压升高或血压骤然降低；三是血液成分的改变；四是心脏疾病，包括心律失常、脉搏异常等；五是诸如药物中毒、药物过敏伴发的血管病变。以上病因中，以高血压、动脉粥样硬化最为主要。

④**典型症状**：脑血管病患者由于病变的部位、范围和性质不同，临床表现也有所差异，其主要表现有偏瘫、呕吐、头痛、失语和意识障碍。

⑤**常见病种**：脑血栓、脑出血、脑梗死和高血压脑病等。

●●● 心脑血管病的危害 ●●●

●心血管病的危害

①**冠心病导致的猝死**。冠心病是常见的心血管疾病之一，它起病隐匿、发病迅速，造成的死亡率极高。心脏血管硬化，无法供应给心肌足够的血液和氧是其主要的致病原因。发病后，会出现呼吸困难、心脏停搏等症，严重者可能猝死。

②**血栓导致的中风、猝死**。心血管病患者多有血管壁硬化和血液黏稠的症状，两者并发，容易形成血栓。血栓如果发生在心脏内，则会造成心脏局部缺血性坏死，发生心肌梗死，危害极大。如果血栓在大脑中出现或脑动脉硬化破裂，可造成大脑局部缺血甚至坏死，形成中风；根据脑部坏死区域的差异，会有不同程度的影响，轻则口眼㖞斜、半身不遂，重则造成死亡。

③**破坏人体的酸碱平衡，使体质酸化**。大量脂质蛋白游离在血浆中，极易使机体体液酸化，降低对病毒、细菌的抵抗能力，同时还会影响到老年人体内骨质钙的分解游离，导致缺钙和骨质疏松。

④**严重并发症相继出现**。心血管疾病发展到后

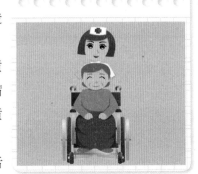

期，由于心脏长期泵血不良，身体的其他器官都可能因为血瘀缺氧而受到不同程度的损害。例如，肺部血瘀极易造成肺部感染，肝脏长期血瘀缺氧可能导致肝硬化，肾脏血瘀则会引起肾衰竭，这些并发症会加重心血管病患者的病情，对身体健康构成诸多危害。

●脑血管病的危害

①**行动功能受损**。脑血管疾病临床上主要表现为中风不语、半身不遂，也就是我们常说的"卒中"或"中风"。脑血管疾病发生后，尽管通过及时的抢救和治疗能降低死亡率，但大多数患者的机体功能，诸如语言、行走等能力都会受到一定程度的损害，影响患者及其家人的正常生活。

②**脑出血死亡率增大**。在不同的脑血管病当中，脑出血的死亡率最高。脑出血可以发生在脑实质的任何部位，可以单发也可以多发，并且发病突然、进程快，严重时在数分钟或数小时内恶化，病人还会并发血压升高的症状，大大增加死亡的风险。

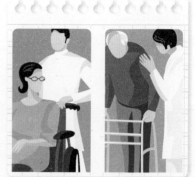

③**反复发作**。据统计，脑血管病经抢救治疗存活下来的人中，在5年内有20%～47%的人会复发，而在1年内复发的更多。同时，脑血管病致病因素较多，这都极大地威胁着患者的生命。

④**后遗症和并发症多**。脑血管病经抢救存活的患者中，50%～80%都存在不同程度的致残性后遗症，如半身不遂、口齿不清、智力减退、关节僵硬和挛缩等，有的甚至出现痴呆。此外，由于脑血管病患者身体免疫力受损，还极易诱发其他并发症，如肺炎、尿路感染及褥疮等。

●●● 解读动脉粥样硬化 ●●●

动脉血管壁分为三层，即最外层的血管外膜、中间的平滑肌层和最里面的内膜层。而动脉粥样硬化，就是从内膜开始病变的。所谓动脉粥样硬化，简而言之就是动脉内膜沉积了一层像小米粥样的脂类——脂肪斑，使血管变硬、管腔变窄及弹性降低的病变。由于动脉粥样硬化斑块常常表现为脂质和坏死组织的骤聚，所以，动脉粥样硬化往往被认为是退行性病变。

形成动脉粥样硬化的原因很复杂，主要包括遗传因素、高血压、糖尿病、肥胖和脂质代谢紊乱等。其中高血压会致使血液冲击血管内膜，导致血管壁增厚、管腔变细，成为促使动脉粥样硬化产生和发展的重要因素。血管壁内膜受损后易为胆固醇和脂质的沉积提供条件，加重动脉粥样斑块的形成。而动脉因粥样硬化所致的血管狭窄又可引起继发性高血压，二者互相影响、互相促进，常常相伴出现。

一般情况下，主动脉粥样硬化无明显的症状，存在冠状动脉粥样硬化的人，如果血管径狭窄达75%以上，就会出现心绞痛、心肌梗死或心律失常等症状，严重者可能猝死。而脑动脉粥样硬化则会引发脑缺血、脑萎缩或造成脑血管破裂出血。

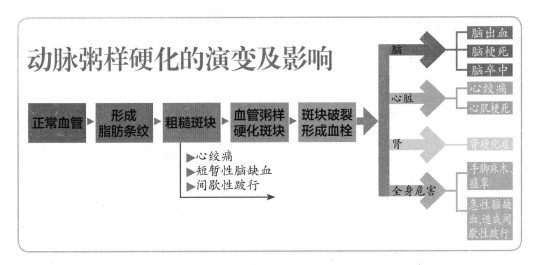

解读胆固醇

胆固醇又称胆甾醇，是动物组织细胞中不可缺少的物质，为内膜结构，是脂类物质的一种。其溶解性与脂肪类似，不溶于水，易溶于乙醚、氯仿等溶剂。血液中胆固醇含量一般为每单位140～199毫克。

胆固醇包括高密度脂蛋白胆固醇和低密度脂蛋白胆固醇两种，前者对心血管有保护作用，通常称之为"好胆固醇"；如果后者所占比例偏高，就会增加冠心病的发病风险，通常被称为"坏胆固醇"。胆固醇具有合成类固醇化合物如胆汁酸、类固醇激素和某些维生素的功能。一方面，机体需要不断地通过食物或自身合成来获得胆固醇；另一方面，由于机体内没有降解胆固醇的酶，胆固醇堆积过多又会对机体造成一定的损害，所以机体还需要不断地排出胆固醇。机体通过对胆固醇的获取和排出，有效地维持着体内胆固醇的平衡。

胆固醇在体内有着广泛的生理作用，但当其过量时便会形成高胆固醇血症，对机体造成不利的影响。同时，高胆固醇血症是导致动脉粥样硬化的一个很重要的原因，因此，在饮食中要做到合理摄入胆固醇。

心脑血管病的病因

●动脉粥样硬化

心脑血管病共同的病理基础是动脉粥样硬化。动脉粥样硬化的危害主要体现在两个方面：一是管壁增厚和管腔变窄使血液流速变缓，导致身体供血不足；二是附着在动脉管壁上的粥样斑块脱落后会随血液一起流动，极易造成身体某些部位的动脉血管堵塞，尤其是心、脑血管的堵塞，可能引发严重的疾病。

●高血压

长期高血压可使脑动脉血管壁增厚或变硬，管腔变细。血压突然升高，脑血管则极易出现破裂，引发脑出血；或已硬化的脑部小动脉形成一种粟粒大小的微动脉瘤，当血液波动时，微动脉瘤破裂也会造成脑出血。此外，高血压还会加快动脉硬化的形成过程，动脉内皮细胞受到损伤，血小板易在伤处聚集形成血栓，最终导致心脑血管病的发生。

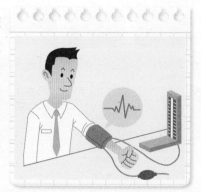

●血管壁平滑细胞非正常代谢

血管组织和人体的其他组织一样，在一定周期内会有一个完整的新陈代谢过程，当新的细胞组织无法正常形成时，血管壁自身就会存在"缺陷"，导致血管收缩不畅，甚至有阻塞或破裂的危险，进而引发心脑血管。

●年龄递增

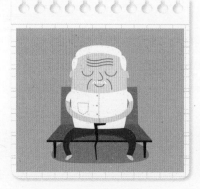

随着年龄的增长，血管开始老化，血管内的杂质在血管壁的沉积逐渐增多，会出现血管弹性减弱、血管腔狭窄及血流变缓等情况，进而造成心脏和动脉血管发生硬化，严重的可能会出现心脏和脑部缺血或出血。40岁以后这种变化表现得尤为明显，病灶部位的动脉壁会不断增厚或向外膨起、变硬、失去弹性，还可能引起血压升高，甚至直接导致脑、心脏缺血或出血。因此，年龄越大患心脑血管病的风险也就越大。

●不良的饮食习惯

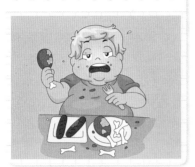

生活中不合理的饮食习惯，如偏好高热量、高脂肪、高胆固醇、口味咸重等食物，都有可能诱发心脑血管病。当摄入的热量、脂肪超过人体所需的正常范围时，这些热量无法被完全消耗掉，便会以脂肪的形式堆积在体内，直接导致肥胖，而肥胖又是诱发多种心脑血管病的因素之一。

人体内如果缺少分解胆固醇的酶，若长期食用动物内脏、蛋黄等高胆固醇的食物，就会使血液中胆固醇含量超标，极易引发高血脂、冠心病、高血压等疾病，加剧动脉粥样硬化的程度，增加心脑血管病的发病概率。

口味咸重的食物，一般都含有较高的盐分，且多为钠盐。若食用过多，则无形中会造成机体内的钠含量增加，而交感神经的活性也会随之提高，这会增加外周血管的阻力，进而引发高血压。另外，体内的钠含量较多，还会使过多的水分潴留在体内，促使血管收缩而增加心脏的负担。

●不健康的生活习惯

不健康的生活习惯，例如抽烟、过量饮酒、缺乏运动等，也会不同程度地诱发心脑血管病。抽烟或吸入过多二手烟的人群较处于无烟环境中的人群患心脑血管病的比例要高，这是由于烟中的烟碱会增加血浆中肾上腺素的含量，促使血小板聚集和内皮细胞收缩，导致血液黏度升高，损害血管壁，从而诱发脑梗死。

适量饮酒可起到增加高密度脂蛋白胆固醇，减少血小板凝聚，降低血纤维蛋白原水平的作用，对保护心脑血管健康有一定的益处。然而，过量饮酒则会增加患心脑血管病的风险，因为酒精中的有效成分会加速脂肪酸的分解和释放，增加体内低密度脂蛋白胆固醇的含量，可能导致血脂升高；与此同时，过量饮酒还会促进肝脏合成胆固醇，加速动脉粥样硬化。

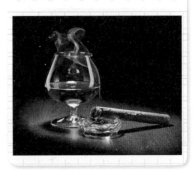

此外，缺乏运动除了会导致肥胖，还会造成体内血液流速减慢、血脂升高、多余的脂肪无法排出体外，成为诱发心脑血管病的危险因素。

积极预防心脑血管病

心脑血管病发病急、病情严重，一旦发作，对身体的伤害极大。了解心脑血管病的易发人群和相关预防知识，对我们防治心脑血管病、保持身体健康具有重大意义。

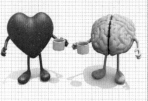

易患心脑血管病的人群

"三高"患者： "三高"指高血压、高血脂和高血糖，它们可谓是血管的劲敌。高血压是心脑血管病主要的危险因素，动脉血压的持续升高会导致全身动脉硬化，进而影响身体各个组织血液的供应。在高血压的各种并发症中，以心、脑、肾的损害最为显著，高血压最严重的并发症是脑卒中。血液中的血脂偏高，极易导致血栓和动脉粥样硬化的形成，增加心脑血管病发生的可能性。高血糖会损害血管内皮，加速动脉粥样硬化的形成，最终引发心脑血管病。

家族中有心脑血管病患者： 心脑血管病与遗传有一定的关系，家族中有心脑血管病的人群患病的可能性更高。心脑血管病的主要致病因素是动脉粥样硬化，而动脉粥样硬化是通过基因缺陷遗传的，具有此类遗传缺陷的人，其身体细胞膜上的低密度脂蛋白数目较多，致使体内的胆固醇无法被细胞吸收和利用，滞留在血液中，形成动脉粥样硬化。

商务应酬一族： 商务应酬比较多的人群，由于工作原因，很多时候都会存在空腹饮酒、饮酒过量或多种酒混合、喝酒的同时抽烟等情况，这些都加重了高血压、高血脂及急性心脑血管病的发病危险，对其健康造成严重的损害。故这类人群患心脑血管病的风险也较大。

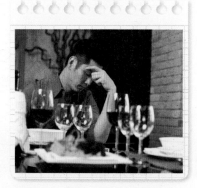

中老年人： 随着年龄的增长，身体内的各个器官和组织的功能都会出现退化，血管功能的退化就是其中之一，心脑血管病也随之出现。自40岁开始，每增长10岁，心脑血管病的发病率就会增加1倍。所以，中老年人是心脑血管病的高发人群。

办公室白领： 办公室白领平常上下班坐车，上下楼乘电梯。工作时坐的时间较长，身体活动有限，运动时间少之又少，造成体内血液循环变缓。长此以往，对血压、血脂以及血糖的控制不利，容易诱发心脑血管病。

精神抑郁、焦虑者：研究表明，心理因素与心脑血管病的发生是密切相关的，其中精神抑郁、情绪焦虑者更容易患心脑血管病。倘若长期处于抑郁、恐惧等情绪中，会导致血液中的血脂和血压升高，促使动脉粥样硬化，进而诱发心脑血管病。

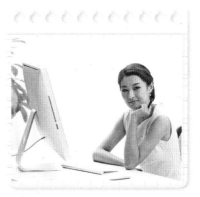

饮食习惯不良者：在日常生活中，不合理的饮食习惯包括喜食肥肉、动物内脏，口味偏咸等，都会对心脑血管造成一定程度的损害。因此，长期坚持这类饮食习惯的人群患心脑血管病的可能性也较高。

肥胖者：肥胖既是一种独立的疾病又与心脑血管病（高血压、动脉粥样硬化）、2型糖尿病及血脂异常有密切的关系。肥胖与引发心脑血管病的危险因素——高血压、高血脂、体力活动少、遗传等有着密切的联系。

吸烟人群：吸烟与高血压、血脂异常、肥胖、糖尿病一样，是心脑血管病的危险因素之一。吸烟会损害血管内皮功能，增加血栓生成，使脑血管腔变窄，增加动脉硬化、冠心病、脑血管病和外周血管粥样硬化等心脑血管病的发病率。研究表明，吸烟人群患心脑血管病的可能性较非吸烟人群要高。

A型性格的人：人的性格按照不同的方式可以分为很多类别，而根据人的行为方式则可分为A型性格和B型性格。A型性格的人脾气比较火爆、有闯劲、遇事容易急躁、不善克制、好争强斗胜，经常处于紧张情绪中；而B型性格的人则与之相反。研究表明，A型性格的人血脂代谢容易紊乱、血液更容易凝固，A型性格的人患心脑血管病，特别是冠心病的概率更高。

·············•●● 心脑血管病的预防 ●●•·············

●心脑血管病可从哪些方面进行预防

心脑血管病的潜伏期较长，在发病初期不易被察觉，且具有发病率高、致残率高、死亡率高、复发率高、并发症多，即"四高一多"的特点。在心脑血管病的危险因素中，除了年龄、性别、家族史这些因素不可改变外，其他因素如饮食、高血压、糖尿病、血脂紊乱、肥胖及缺乏运动等都是可以改变的。因此，我们可以采取适当的措施对心脑血管病进行早期预防，以降低患病概率。

①定期进行检查：定期做身体检查，对血压、血脂和血糖浓度实时监测，能在早期对身体情况有所了解，并及早治疗和控制可能出现的不良症状。中老年人更应如此，尤其在出现各种刺激因素如情绪或运动量出现较大变化时，机体往往处于应激状态，更应接受详细检查。

②合理膳食：健康状况不同，饮食也应该有所差异，早期预防心脑血管病，应做到饮食有规律并合理安排膳食。饮食宜清淡，少食用高脂肪、高热量、高胆固醇和高糖分的食物，这样才能保证血管的畅通，起到预防疾病的作用。还可适当增加纤维膳食，多吃鱼、鱼油和豆制品。

③科学安排起居：早期预防心脑血管病，要尽量做到生活作息有规律，保证充足的睡眠和适当的运动量。一般每天运动1小时，以身体微汗、不感到疲劳、运动后自感身体轻松为宜，应根据身体状况选择适合自己的体育锻炼项目，使锻炼科学有效，如在寒冷的冬天，血管对气温的变化较为敏感，不科学的剧烈运动极易导致心脑血管病的发作。此外，还应戒烟限酒、避免过度劳累。

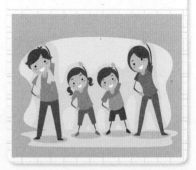

④保持良好的心情：人若长时间处于紧张、焦虑、发怒等不良状态中，既对身体不利，也会诱发疾病或加大患病的危险。生活中难免会出现一些不如意的事和突发性事件，要尽量避免在遇到这些事情时出现情绪过于激动、反应过于强烈的情况，特别是A型性格的人。因此，在平时就要适当采取一些解压或调节情绪的措施，以保持良好的心情。

●心脑血管病的一级预防、二级预防和三级预防

①一级预防：一级预防又叫病因性预防，是在疾病尚未发生时，针对致病的危险因素所采取的预防措施，它能够从源头上降低心脑血管病及其并发症的发生率，还可减少医疗费用。一级预防是最积极有效的预防措施，也是减低心脑血管病发病率的关键。

这类预防主要是针对没有发生心脑血管病，但存在血脂异常、高血压、糖尿病或肥胖等症状的高危人群所进行的病因性预防，以高龄老人、女性和儿童为主。

心脑血管病一级预防的主要措施包括：改善生活方式、降血脂、降血压、降血糖和使用"金三角"方案。其中"金三角"方案就是指他汀类药物、阿司匹林和通心络胶囊三药合用，可保护血管内皮，防止心脑血管病的发生。其中，他汀类药物能降低血脂，阿司匹林可抗血凝，通心络胶囊与他汀类组合可以增强降脂效应，而通心络胶囊与阿司匹林组合有增强抗血凝和降低血液黏稠度的作用，且能够让阿司匹林发挥更好的功效。在具体的用药过程中，还应根据患者的具体病症选择合适的药物，这样才能达到预防的最佳效果。

②**二级预防**：二级预防是指对已经患有心脑血管疾病的人群所采取的防治措施，其主要目的是改善患者的不适症状、降低致残率和死亡率，同时防止或减缓脑梗死、冠心病的复发。心脑血管病二级预防的主要措施包括：一是寻找和控制危险因素，二是依靠持续的药物治疗，两者结合可起到很好的治疗和预防效果。

心脑血管病二级预防提倡"双有效"，即有效药物、有效剂量。要想达到更好的预防效果，还应该坚持做到两个"ABCDE"，且缺一不可。其中一个"ABCDE"的具体含义是，A：积极运动（Accumulates exercise），患者可通过适当的运动如慢跑、散步、柔软体操和打太极拳等，促进血液循环、降血压和降血脂；B：控制体重（BMI control）；C：戒烟限酒（Cigarette quitting）；D：合理饮食（Diet），患者的食物结构丰富合理，宜吃清淡、少盐、少糖食物；E：情绪稳定（Emotion），保

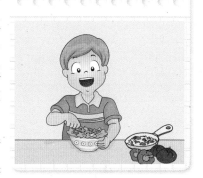

持乐观、稳定的情绪，舒畅平和的心态不仅是预防心脑血管病的重要因素，也是长寿的关键和秘诀。

另一个"ABCDE"的具体含义是，A：阿司匹林（Aspirin），要求患者每天常规服用阿司匹林肠溶片75~150毫克，可以抗血小板凝集、预防动脉硬化和防止脑梗死复发；B：血压（Blood pressure），要求患者合理控制血压和血脂，以降低血液黏稠度，达到治疗和预防心脑血管病的效果；C：中药防治（Chinese medicine），服用中药能治疗和预防心脑血管病；D：糖尿病（Diabetes），患者应控制糖尿病的不利影响，降低心脑血管病发病的危险；E：康复教育（Education），是指患者可以通过网络宣传、免费赠阅的纸质读物或接受定期的康复指导等方式，增加对脑梗死、冠心病、动脉硬化及高血压预防知识的了解，积极消除危险因素，达到预防的目的。

③**三级预防**：三级预防，又称临床预防，是在疾病后期所采取的急救措施，主要目的是预防并发症和降低死亡率。其中康复治疗，可延缓或避免疾病的恶化、致残甚至死亡，减少疾病造成的身体功能障碍，使患者最大程度恢复自理能力，提高患者的生活质量。

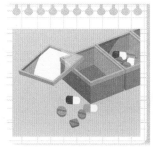

三级预防的具体措施包括三个方面：一是改变不良的生活习惯，遵从健康的生活方式；二是控制高危因素，主要是积极防治因高血压病、糖尿病、高脂血症及肥胖病等危险因素而导致的动脉粥样硬化；三是对高危病人进行抗栓治疗，通常使用的抗栓药物是阿司匹林，它对心脑血管疾病有一定的疗效，但阿司匹林的使用应在医生的指导下进行。

心脑血管病饮食黄金原则

人体所需的营养物质几乎都需要通过食物获得，食物不但能维持机体的正常运转，还能在一定程度上起到防治疾病的作用。因此，心脑血管病患者除了需要接受药物治疗外，还应合理安排饮食。

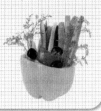

●●● 控制胆固醇的摄入 ●●●

胆固醇是人体不可缺少的营养物质。它不仅是身体的结构成分之一，还是合成许多重要物质的原料。过分忌食含胆固醇的食物，易造成贫血，还可能降低机体对疾病的抵抗能力；但长期大量摄入胆固醇，又会破坏体内胆固醇的动态平衡，最终导致动脉粥样硬化或冠心病。机体内胆固醇含量高于正常水平，是引发心脑血管病的重要因素，因此，心脑血管病患者在日常饮食中应严格控制胆固醇的摄入量，通常一天的摄入量不宜高于300毫克。

机体可通过食物和自身合成来获取胆固醇，其中，大自然的胆固醇主要存在于动物性食物中，少数植物中有胆固醇，但植物固醇不会导致动脉粥样硬化，相反植物固醇尤其是谷固醇还能抑制黏膜对胆固醇的吸收。心脑血管病患者想要控制胆固醇的摄入量，平时可以多吃一些蔬菜、水果和谷物。

动物脑内含胆固醇较多，心脑血管病患者应忌食。其次，动物内脏，如猪肾、猪肝、羊肝、猪肺和猪肠中也含有较多的胆固醇，心脑血管病患者在日常饮食中要减少食用量。再次，蛋类、软体动物、贝壳类以及奶油、黄油、羊油、猪油、牛油等动物油脂中也含有较高的胆固醇，心脑血管病患者要减少此类食物的食用量。在蛋类食物中，胆固醇主要集中在蛋黄内，一个鸡蛋的胆固醇含量接近300毫克，心脑血管病患者最好每天吃半个鸡蛋或每两天吃一个鸡蛋。

在日常饮食中，心脑血管病患者除了减少摄入胆固醇含量高的食物之外，还可以通过食用其他食物消耗、分解血清中的胆固醇。营养学家指出，膳食中的纤维达到15~30克时，能起到抑制胆固醇吸收的作用。故心脑血管病患者平时可以多吃谷物或面包等纤维含量较高的食物。此外，如果想通过饮食达到控制胆固醇的效果，心脑血管病患者还可增加鱼或鱼油、豆制品及新鲜蔬果等食物的摄入量。

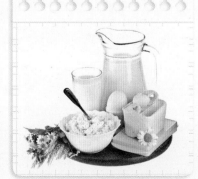

常见食物中的胆固醇含量（以100克食物为标准）

食物名	胆固醇含量/毫克	食物名	胆固醇含量/毫克	食物名	胆固醇含量/毫克
谷物、豆类	0	草鱼	81	鲫鱼	93
鸡蛋白	0	羊肉（瘦）	65	猪心	158
蔬菜	0	猪油	110	蛤蜊	156
水果	0	鸭肉	101	鸽	99
可乐	0	甲鱼	101	猪肚	159
海蜇皮	16	带鱼	76	鲜贝	116
酸奶	12	牛肚	104	对虾	150
鹅	74	乌鸡	106	牛奶	13
鲤鱼	83	鸡肉	117	鱿鱼	265
海参	0	肥猪肉	107	猪肝	368
带鱼	97	鲢鱼	97	猪腰	405
瘦猪肉	77	火腿	100	鸭蛋黄	1576
猪肠	150	腊肉	123	皮蛋	649
牛肉（瘦）	63	河蟹	235	鸡蛋	680
猪蹄	86	鳝鱼	117	猪脑	3100

控制热量的摄入

食物中能够产生热量的营养素主要包括：糖类、蛋白质和脂肪。当身体中的热量无法完全被消耗时，多余的热量便会以脂肪的形式在体内堆积，直接导致肥胖。

中国营养学会根据新近资料，结合以往的营养调查数据，从消化吸收的角度，提出中国居民每人每日膳食能量推荐摄入量，具体如下：其中糖类在总热量中的比例应该控制在55%～65%，蛋白质的摄入量应控制在15%～20%，脂肪的摄入量限制在总热量的30%以内。而心脑血管病患者每日摄入的热量应该控制在一个较低的水平。通常，心脑血管病病人每天摄入的糖类不宜超过300克，蛋白质以自身体重计算，每千克体重不超过1克为宜，脂肪的摄入量应不超过30克，或不超过每天摄入总热量的15%。

综上所述，心脑血管病患者在严格控制每日摄入总热量的同时，还应该科学合理地分配脂肪、糖类及蛋白质的摄入比例，以达到更好地治疗和预防疾病的效果。

限制脂肪的摄入

体内脂肪过多会使血脂升高，增加高脂血症和心脏病的发病率。限制脂肪的摄入量，主要是限制动物油脂，即含饱和脂肪酸多的脂肪的摄入量。这主要是因为饱和脂肪酸会使胆固醇在动脉内膜中沉积并逐渐形成动脉粥样硬化，而不饱和脂肪酸则可使胆固醇下降。因此，对心脑血管病患者来说，在饮食上除了要控制总脂肪的摄入量之外，还要控制饱和脂肪酸的摄入比例。

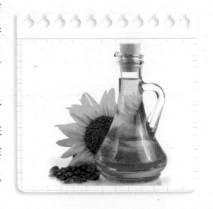

心脑血管病患者每日饱和脂肪酸的摄入量应低于总热量的10%，且要避免食用含饱和脂肪酸多的动物性脂肪，应多食用含不饱和脂肪酸多的植物油脂，如葵花子油、豆油、芝麻油、玉米油等。在烹饪时，也应尽量选择低温烹饪的方式。

此外，诸如油炸食品、糖果、甜点、冰激凌、咖啡、饼干及巧克力等脂肪含量高的食物，心脑血管病患者平常应慎食。应多选用一些富含不饱和脂肪酸的食物，如海鲜，尤其是深海鱼类（鳕鱼、鲱鱼、鲑鱼等）、萝卜、西红柿、冬瓜、海带、紫菜等蔬菜，大豆制品，各种蘑菇，水果以及燕麦等食物。

保证蛋白质的摄入

食物中的蛋白质可分为植物性蛋白和动物性蛋白。动物性蛋白摄入过量会对身体产生不良的影响，主要是因为，过量摄入动物蛋白时，必然会伴随着动物性脂肪和胆固醇的过多摄入，增加心脑血管病的发病危险。植物蛋白含量最丰富的要属豆类，在日常饮食中，植物蛋白应该与动物蛋白搭配食用。

心脑血管病患者在日常饮食中，要尽量选用瘦肉、鱼类和豆类等优质蛋白。尤其是豆类食品，其蛋白质含量较高，且富含多种人体所需的营养成分，其中磷脂有预防心脑血管病的功效。此外，大豆中的大豆苷和大豆素可显著增加冠状动脉和脑部的血流量，降低心肌耗氧量和冠状动脉血管阻力，改善心肌营养。心脑血管病患者可以常吃豆腐、豆芽、豆腐干和豆油等食物。

补充必需的微量元素

尽管微量元素在人体中的含量不高，但与人的生存和健康息息相关。在人体所必需的多种微量元素中，有不少与心脑血管健康有关，心脑血管病患者可以通过饮食来补充对自身有益的微量元素。不过，微量元素的摄入量并非越多越好，患者应根据自己的身体状况合理进行补充，最好是在医生的指导下进行。

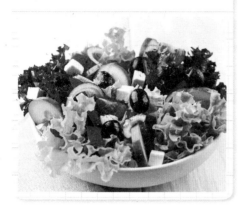

微量元素锰，有去脂的作用，能有效改善动脉粥样硬化患者的脂质代谢。人体主要通过食物和水获得锰，含锰较多的食物有河蚌、腐竹、莲子、栗子、核桃仁和绿叶蔬菜等。此外，绿茶含锰丰富，心脑血管病患者可以适当饮用。

碘元素能减少胆固醇脂质和钙盐在血管壁的沉积，阻碍动脉粥样硬化的形成，其中海产品含碘量较高。

此外，对心脑血管病患者有益的微量元素还有：铁、铜、锌、硒等元素，患者可以科学合理地选择相应的食物进行调养。

●●● 限制食盐 ●●●

盐有快速凝聚血液的作用，长期高盐饮食，会引起高血压，导致一系列的心脑血管病。世界卫生组织建议，人体每日摄入的食盐量不宜高于6克，而心脑血管病病人每日的食盐摄入量更要严格控制在5克以下。尤其是在秋冬季节，身体出汗量少，活动量也相对较少，盐的摄入更要严格控制。需要特别指出的是，食盐应该选择钾盐，因为钾有缓解和调节心脑血管病的作用。

心脑血管病患者的饮食宜清淡、少盐，忌食腌制食品。

●●● 补充足够的维生素 ●●●

维生素是一种重要的有机化合物，具有维持人体健康、促进生长发育和调节生理功能等方面作用，心脑血管病患者在日常饮食中应该适当补充多种维生素，以软化和疏通血管、提高机体免疫力。与心脑血管病密切相关的维生素有：B族维生素、维生素C、维生素D、维生素E和维生素P（生物类黄酮）。

B族维生素当中的维生素B_6、维生素B_{12}能够调控同型半胱氨酸，起到保护心血管、预防冠心病和脑卒中的作用。维生素B_6、维生素B_{12}在粗粮、全麦食品、绿叶蔬菜和水果中的含量较高。维生素C具有软化血管、增强血管弹性的作用，主要存在于水果和蔬菜当中。维生素E具有促进血液循环，预防血栓形成，调节胆固醇含量和防止动脉硬化等作用，谷物、绿叶蔬菜、鱼类和奶类中含量较高。维生素D的缺乏与心脏病的发病有密切的联系，心脑血管病患者也应该适当补充此类维生素。维生素P具有预防脑卒中、静脉出血、冠状动脉疾病、动脉硬化的作用，含有维生素P的食物有：荞麦、新鲜的水果和蔬菜等。

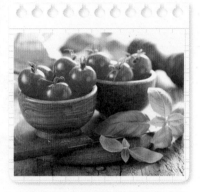

心脑血管病患者除了需要补充上述五种维生素外，还应该适当补充其他种类的维生素，以保持营养的均衡供应。补充维生素最好的方式就是多吃蔬菜和水果。

●●● 增加膳食纤维的摄入 ●●●

膳食纤维，被称为第七种营养素，具有消耗人体热量和降低血清胆固醇浓度的作用。心脑血管病患者每日摄入的纤维量以35~45克为宜。心脑血管病患者在通过饮食补充膳食纤维的过程中，应该尽量做到科学合理，不宜过量食用而损伤身体的其他功能。同时还应坚持做到饮食多样，以谷物为主、粗细合理搭配。

常见食物中膳食纤维含量较为丰富的主要有米糠、麦麸、海带、干豆类、蔬菜、水果等。此外，纤维含量高且具有降脂功能的常见食物有洋葱、大蒜、香菇、木耳及芹菜等，这些食物都较适合心脑血管病患者食用。

●●● 摄入抗血凝的食物 ●●●

食物中含有饱和脂肪酸和不饱和脂肪酸，其中饱和脂肪酸具有加速血液凝固、促进血栓形成的作用；而不饱和脂肪酸能够使血液中的脂肪酸往健康的方向发展，减少血小板凝聚，并起到抗血凝、降低血液黏稠度和降低血脂的作用，进而保护心脑血管系统。心脑血管病患者在日常饮食中，应该选择含不饱和脂肪酸较高的食物，适当增加抗血凝食物的摄入量，可以达到一定的食疗目的。

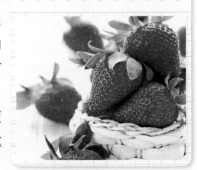

黑木耳、大蒜、洋葱、青葱、茼蒿、香菇、龙须菜、草莓、菠萝、橘子和红葡萄等食物都具有一定的抗血凝作用，适合心脑血管病患者食用。

科学饮水

每天摄入一定量的水分，不仅能保证充足的血容量，促进血液循环，稀释血液浓度，使血小板不易聚集形成血栓，还能调节机体内钠的代谢，起到降低血压的作用。所以，心脑血管病患者的饮水量、饮水时间和饮水的类型都应有所讲究。

①**饮水量**：正常情况下，人体所含的水分约占体重的80%，成人需每天摄入2000～2500毫升的水分才能维持机体的正常功能，心脑血管病患者应该适当增加每日的饮水量，以稀释血液黏稠度，促进胆固醇等物质的排出，但肾功能不好的患者则应根据具体情况选择合适的摄入量。

②**饮水时间**：量少多次，晨起、睡前及夜间补水很重要。心脑血管病患者应养成良好的饮水习惯，除了在白天要及时饮水外，每日清晨、睡前及夜间的补水也不可少。晨起一杯水，能有效缓解经过一夜睡眠之后体内缺水的状况，稀释血液，维持机体正常血液循环，还能有效预防脑血栓和心肌梗死的发生。睡前及夜间适量补水，可防止血浆浓缩、降低血液黏稠度，尤其是老年心脑血管病患者在睡前及夜间适当补水，还能防止血栓形成，降低半夜发病的可能性。因此，睡前及夜间补水，对心脑血管病患者尤为必要。

③**饮水类型**：硬水优于软水，还可适当补充碱性水。硬水，是含有较高浓度矿物质的水，尤其含有较高的钙离子和镁离子，包括自来水、矿泉水。相比软水，硬水不仅可以有效补充心脑血管病患者体内的钙、镁元素，同时还能在一定程度上起到降低血压和促进血液循环的作用，尤其对老年心脑血管病患者作用较为明显。心脑血管病患者不宜饮用纯净水、蒸馏水或其他"软水"。另外，心脑血管病患者的体液通常呈酸性，在饮水方面，可以适当饮用碱性水，以调节体内的酸碱平衡。

④**适当饮茶**：心脑血管病患者除了正常的喝水外，还可以适当地饮茶。茶叶中含有丰

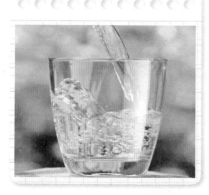

富的维生素，其中维生素C具有降低血清胆固醇的功效，同时还能增强血管韧性、弹性和渗透能力，从而预防、缓解动脉硬化。心脑血管病患者的最佳茶饮当属绿茶，绿茶中的茶多酚和茶甘宁可以保护血管不破裂，并净化血液，所以，绿茶特别适合心脑血管病患者饮用。此外，沱茶、菊花茶和槐花茶也是心脑血管病患者不错的选择。云南沱茶有降低胆固醇的功效，据研究显示，每天饮用3杯沱茶，可使血脂减低20%。但心脑血管病患者应避免饮浓茶。

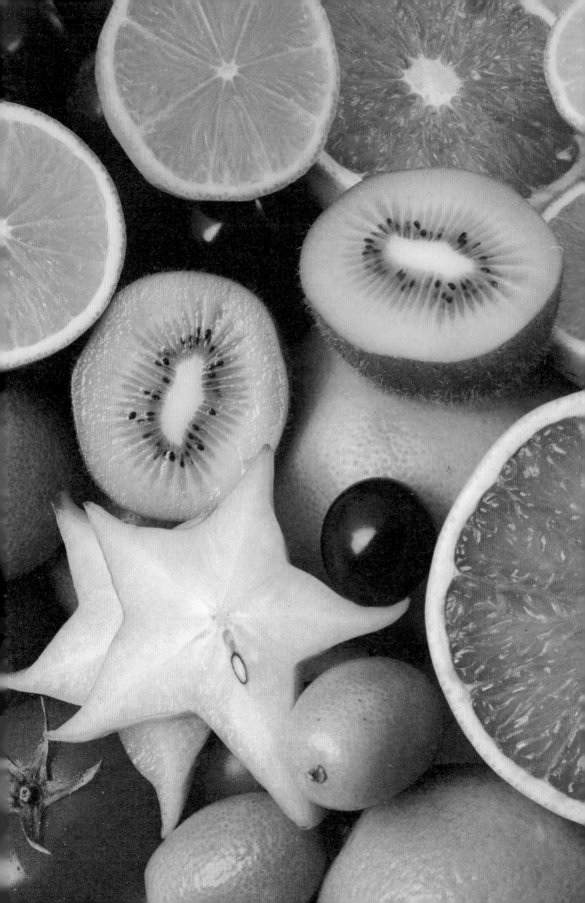

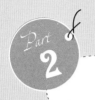

吃对食物，
撑起心脑血管的保护伞

心脑血管病是一种慢性疾病，应熟知其两个方面表现，一是致病原因：大多数是由于长期不良饮食习惯而引发的；二是治疗：心脑血管病的治疗周期长，需依靠较长的时间调养控制病情。因此，选择正确的食物，并做好"持久战"的准备，对于心脑血管病的预防和治疗至关重要。

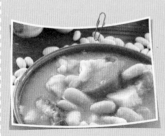
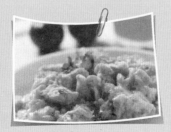
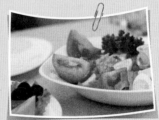

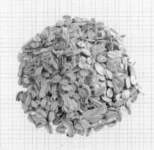

燕麦

益气补虚，强身健体

推荐烹调法：煮、蒸

对心脑血管病的功效

①燕麦含有亚油酸、蛋白质、脂肪、人体必需的八种氨基酸、维生素E及钙、磷、铁等元素，可为心脑血管病患者提供丰富的营养。

②燕麦具有健脾、益气、补虚、止汗、养胃、润肠的功效。燕麦不仅可预防动脉粥样硬化、脂肪肝、糖尿病、冠心病，而且对便秘以及水肿等都有很好的辅助治疗作用，可增强人的体力、延年益寿。

推荐食谱 果仁燕麦粥

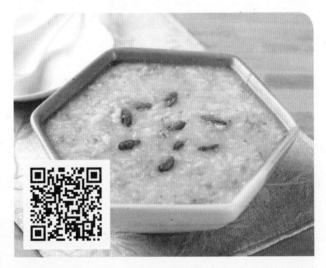

原料： 水发大米120克，燕麦85克，核桃仁、巴旦木仁各35克，腰果、葡萄干各20克

制作：

①把干果放入榨汁机磨成粉末倒出，待用。

②砂锅中注入适量水烧开，倒入大米搅散，加入燕麦搅匀。

③用小火煮30分钟，至食材熟透，倒入干果粉末。

④放入葡萄干搅匀，略煮片刻盛出，撒上剩余的葡萄干即可。

专家点评 此例膳食具有滋补肝肾、强健筋骨之功效。核桃是预防动脉粥样硬化、冠心病的"长寿果"。巴旦木仁可以有效降低胆固醇含量。

燕麦食疗方荟萃

关注"掌厨"——万道美食轻松学，百病消除保健康

掌厨 用心做顿好饭

更多燕麦食疗方可在"掌厨"中找到

板栗燕麦小米羹、红豆燕麦牛奶粥、栗子小米燕麦羹、南瓜燕麦粥、燕麦南瓜泥、栗子小米燕麦羹、糙米燕麦饭等经典菜例。

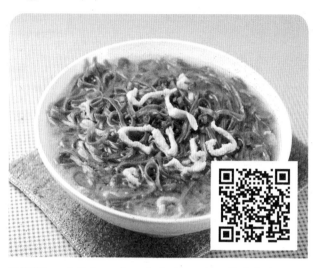

鸡丝荞麦面

推荐食谱

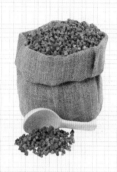

荞麦
降低胆固醇，软化血管

推荐烹调法：煮、蒸、炖

⬤ 原料：鸡胸肉120克，荞麦面100克，葱花少许

⬤ 调料：盐2克，鸡粉、水淀粉、食用油各适量

⬤ 制作：

①将鸡胸肉洗净切丝，装入碗中，加少许盐、鸡粉、水淀粉、食用油，拌匀，腌渍约10分钟至其入味。

②锅中注入适量水烧开，倒入荞麦面，加入鸡粉、盐，拌匀，用大火煮至面条断生。

③放入腌好的鸡肉丝，转中火续煮至食材全熟。

④关火后盛出煮好的面条，撒上葱花即可。

专家点评

荞麦有软化血管和预防脑血管出血的作用，而鸡肉营养丰富，且很容易被人体吸收利用，此道膳食适合心脑血管病患者食用。

🌰 对心脑血管病的功效

①荞麦中含有丰富的维生素P，可以增强血管的弹性、韧性和致密性，对维持心血管功能有益。荞麦中还含有一种活性成分——芦丁，其能降低人体血脂和胆固醇含量，起到软化血管和预防脑血管出血的作用。

②荞麦中丰富的烟酸，能增强解毒能力，促进新陈代谢，具有扩张血管和降低低密度脂蛋白含量的功效，是心脑血管病患者的食疗佳品。

荞麦食疗方荟萃

关注"掌厨"——万道美食轻松学，百病消除保健康

更多荞麦食疗方可在"掌厨"中找到

荞麦猫耳面、竹叶荞麦绿豆粥、小米燕麦荞麦粥、豆芽荞麦面、荞麦馒头、薏米荞麦红豆羹、荞麦美容羹、荞麦绿茶等经典菜例。

掌厨 用心做顿好饭

黄豆

清除胆固醇，保护心脏

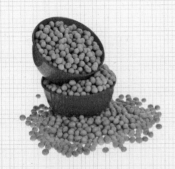

推荐烹调法：煮、蒸、炖

🍲 对心脑血管病的功效

①黄豆中含有胆固醇的"杀手"——卵磷脂，其可清除沉积在血管壁的胆固醇，防治动脉粥样硬化，起到预防心血管疾病和保护心脏的作用。

②黄豆还含有丰富的不饱和脂肪酸，能减少机体对饱和脂肪酸的吸收，提高高密度脂蛋白和降低低密度脂蛋白含量，起到预防高脂血症、冠心病和脑血栓的作用。此外，食用黄豆还能预防老年高血压。

推荐
食谱 # 柠檬黄豆豆浆

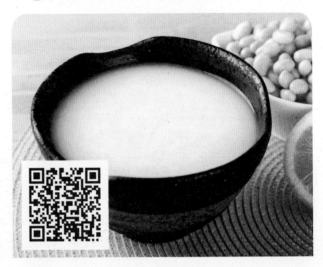

◗ 原料：水发黄豆60克，柠檬30克

◗ 制作：

①将已浸泡好的黄豆倒入碗中，加入水，搓洗干净；把黄豆倒入滤网，沥干水分。

②在豆浆机中放入柠檬、黄豆，注入适量水，至水位线即可。

③选择"五谷"程序，开始打浆，待豆浆机运转约15分钟，即成豆浆。

④将豆浆过滤好之后，倒入碗中，待凉后即可饮用。

专家
点评

柠檬含有维生素C，能清除血管中多余的氧自由基；黄豆含有卵磷脂，可减少胆固醇沉积。食用这道膳食可防治心血管疾病。

黄豆食疗方荟萃

关注"掌厨"——万道美食轻松学，百病消除保健康

掌厨｜用心做顿好饭

更多黄豆食疗方可在"掌厨"中找到芥菜黄豆粥、茄汁黄豆、醋泡黄豆、芹菜炒黄豆、丝瓜焖黄豆、小米黄豆粥、海带烧黄豆、胡萝卜拌黄豆、芥菜拌黄豆等经典菜例。

胡萝卜黑豆豆浆

推荐食谱

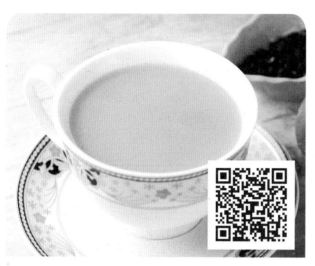

◗ **原料：** 水发黑豆60克，胡萝卜块50克

◗ **制作：**

① 将已经浸泡好的黑豆倒入碗中，加入适量水，搓洗干净。

② 洗好的黑豆倒入滤网，沥干水分。

③ 把黑豆、胡萝卜块倒入豆浆机中，注水至水位线，选择"五谷"程序，开始打浆。

④ 豆浆机断电后，将煮好的豆浆倒入滤网过滤。

⑤ 将过滤好的豆浆倒入杯中，稍微放凉后即可饮用。

专家点评

黑豆含有丰富的不饱和脂肪酸，可预防动脉粥样硬化；胡萝卜含有胡萝卜素、钾等营养成分，适合心血管病患者食用。

黑豆食疗方荟萃

关注"掌厨"——万道美食轻松学，百病消除保健康

更多黑豆食疗方可在"掌厨"中找到核桃黑豆煮甜酒、黑豆芝麻豆浆、黑豆花生牛奶、核桃仁黑豆浆、黑豆玉米窝头、山药黑豆粥、玉米番茄黑豆沙拉、黑豆红枣粥等经典菜例。

掌厨 | 用心做顿好饭

黑豆

预防动脉粥样硬化

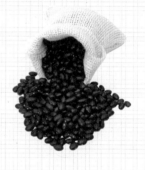

推荐烹调法：煮、蒸、炖

💧 对心脑血管病的功效

① 黑豆中的油脂主要是不饱和脂肪酸，它可促进血液中胆固醇的降解。此外，黑豆所含的植物性脂肪，可与动物性脂肪起到拮抗作用，进而促使胆固醇通过粪便排出体外，避免胆固醇堆积在机体内，起到预防心脑血管疾病的作用。

② 黑豆中所含的矿物质钙、磷可减缓大脑老化，具有健脑益智的食疗功效。

豌豆

促进胆固醇代谢

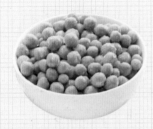

推荐烹调法：蒸、炖、炒

🍲 对心脑血管病的功效

①豌豆中富含可溶性的膳食纤维，能促进胃酸分泌，减少机体对脂肪的吸收，减少胆固醇和三酰甘油在血管壁的沉积，起到预防高血脂和动脉粥样硬化的作用。除此之外，膳食纤维还能促进大肠蠕动，促使胆固醇以粪便的形式排出体外，起到预防心血管疾病的作用。

②豌豆和豌豆苗中都含有较为丰富的维生素C，其可帮助胆固醇代谢生成胆酸盐。

推荐食谱 香蕉玉米豌豆粥

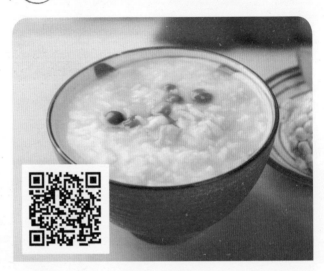

◑**原料：** 水发大米80克，香蕉70克，玉米粒30克，豌豆55克

◑**制作：**

①香蕉去除果皮，把果肉切条形，改切成丁，备用。

②砂锅中注入适量水烧开，倒入洗好的大米，搅拌匀，放入洗净的玉米粒、豌豆，拌匀。

③盖上盖，烧开后转小火煮约30分钟，至食材熟软，揭盖，倒入香蕉，拌匀。

④关火后盛出煮好的粥即可。

专家点评 香蕉含有维生素C、钾等营养成分，具有通便排毒、平稳血压等功效，可辅助降血压，食用豌豆有助于防治高脂血症。

豌豆食疗方荟萃

关注"掌厨"——万道美食轻松学，百病消除保健康

更多豌豆食疗方可在"掌厨"中找到豌豆炒口蘑、小米豌豆杂粮饭、豌豆炒玉米、黄鱼豌豆粥、胡萝卜豌豆山药粥、香菇炒豌豆、冬笋烩豌豆、草菇豌豆、玉米炒豌豆等经典菜例。

掌厨 用心做顿好饭

糙米绿豆红薯粥

推荐食谱

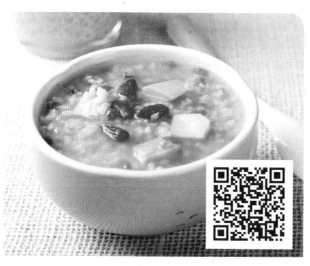

● **原料：** 水发糙米200克，水发绿豆35克，红薯170克，枸杞少许

● **制作：**

① 红薯切成小块，砂锅中注入适量水烧开，倒入洗好的糙米，拌匀。

② 放入绿豆，拌匀，烧开后用小火煮约60分钟。

③ 揭盖，倒入切好的红薯，撒上枸杞，搅拌均匀，用小火续煮15分钟至食材熟透。

④ 揭盖，搅拌片刻，盛出煮好的粥，装入碗中即可。

专家点评

绿豆、糙米、红薯均含有较多的纤维素，能促进脂肪的代谢分解，进而帮助患者降低血脂，三者搭配对心血管病有一定食疗功效。

绿豆食疗方荟萃

关注"掌厨"——万道美食轻松学，百病消除保健康

更多绿豆食疗方可在"掌厨"中找到

莴苣绿豆豆浆、冬瓜莲子绿豆粥、冬瓜海带绿豆汤、海藻绿豆粥、绿豆雪梨粥、马蹄绿豆汤、绿豆薏米饭、苦瓜绿豆汤、南瓜绿豆汤等经典菜例。

掌厨 用心做顿好饭

绿豆

防止心脑血管病变

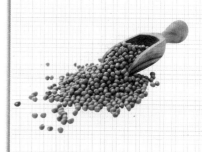

推荐烹调法：煮、蒸、炖

对心脑血管病的功效

① 绿豆含有较多的皂素、纤维素等活性物质，能清除血管壁中堆积的胆固醇和三酰甘油，具有降压、降脂的功效，可有效防止心血管病变。

② 肥胖病人食用绿豆可起到减肥的效果。由于肥胖是诱发心脑血管疾病的重要因素，所以食用绿豆对心脑血管疾病的预防非常有益。绿豆中丰富的维生素C，能降低血液纤维蛋白原的浓度，进而预防心肌梗死。

紫菜

改善血液循环

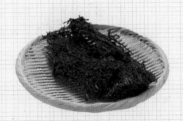

推荐烹调法：煮、炖

🍲 对心脑血管病的功效

①紫菜中丰富的不饱和脂肪酸，能促进脂肪和胆固醇的代谢，使其转化为胆酸盐排出体外，对降低血液中的胆固醇和三酰甘油非常有效，可改善血液循环，进而预防心脑血管病。

②紫菜中含有的多糖物质，不仅具有抗凝血的作用，还可阻止血管内血栓的形成，且紫菜中的多糖是一种免疫活性成分，可增强机体的细胞免疫和体液免疫功能。

推荐食谱 **紫菜豆腐羹**

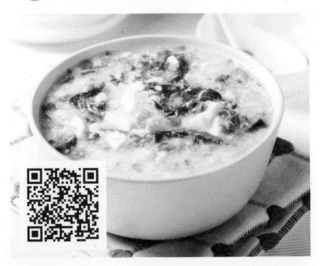

◐ **原料**：豆腐260克，西红柿65克，鸡蛋1个，水发紫菜200克，葱花少许

◐ **调料**：盐、鸡粉、芝麻油、水淀粉、食用油各适量

◐ **制作**：

①将西红柿、豆腐洗净后切小块，鸡蛋制成蛋液。

②开水锅中加入食用油、西红柿、豆腐，略煮后加鸡粉、盐调味，再放入紫菜，大火续煮至食材熟透。

③水淀粉勾芡；边搅边倒入蛋液，至蛋花成形。

④淋入芝麻油，搅拌匀后装碗，撒上葱花即可。

专家点评 豆腐含有丰富的卵磷脂，可防止动脉硬化；紫菜能促进胆固醇代谢，两者搭配对预防高脂血症、高血压有很好的食疗功效。

紫菜食疗方荟萃

关注"掌厨"——万道美食轻松学，百病消除保健康

掌厨 用心做顿好饭

更多紫菜食疗方可在"掌厨"中找到紫菜包饭、花蛤紫菜汤、紫菜鱼片汤、紫菜凉拌白菜心、三丝紫菜汤、芋香紫菜饭、紫菜鲜菇汤、紫菜海带汤、鱼丸紫菜煲等经典菜例。

推荐食谱 海带姜汤

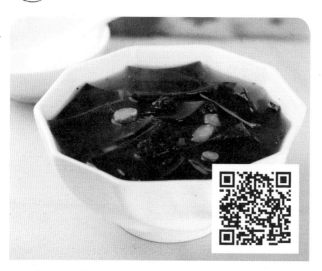

◐ **原料：** 海带300克，白芷8克，夏枯草8克，姜片20克

◐ **调料：** 盐2克

◐ **制作：**

① 洗好的海带切成条，再切成小块，备用。

② 砂锅中注入适量水烧开，放入备好的海带、姜片。

③ 加入洗好的白芷、夏枯草，搅拌匀，盖上盖，用小火煮15分钟，至海带熟透。

④ 揭开盖，放入盐，搅拌片刻，至食材入味。

⑤ 关火后盛出煮好的汤料，装入碗中即可。

专家点评 海带含热量少，且含有丰富的不饱和脂肪酸，能减少血小板凝集。本品对防治高血压和血栓有食疗功效。

海带食疗方荟萃

关注"掌厨"——万道美食轻松学，百病消除保健康

更多**海带**食疗方可在"掌厨"中找到

冬瓜海带绿豆汤、海带绿豆汤、凉拌海带丝、芹菜拌海带丝、白萝卜海带汤、海带拌彩椒、冬瓜陈皮海带汤、黄豆芽拌海带等经典菜例。

掌厨 用心做顿好饭

海带

防治动脉粥样硬化

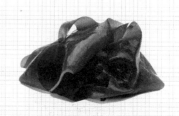

推荐烹调法：煮、炖、炒

💧 **对心脑血管病的功效**

①海带中的甘露醇与碘、钾、烟酸等形成协同作用，对防治动脉粥样硬化、高血压等疾病，都有较好的效果。且海带是低脂低热量的食物，食用海带，不会产生较多的热量，对防治肥胖十分有效。

②海带含有优质蛋白和多种人体所必需的氨基酸。心脑血管病患者食用海带能为机体提供丰富的营养，帮助病患早日恢复健康。

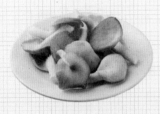

蘑菇

提高机体免疫力

推荐烹调法：炖、炒

🥄 对心脑血管病的功效

①蘑菇中含有人体难以消化的粗纤维、半粗纤维和木质素，既能保持肠内水分平衡，又能促进胆固醇的分解和排泄，防止血脂升高，还可吸收余下的脂肪，将其排出体外，常吃蘑菇对高血脂患者有良好的预防和辅助治疗作用。

②食用蘑菇还能促进血液循环，帮助改善大脑功能。此外，蘑菇中的多糖可提高机体抵御各种疾病的能力。

推荐食谱 ## 莴笋蘑菇

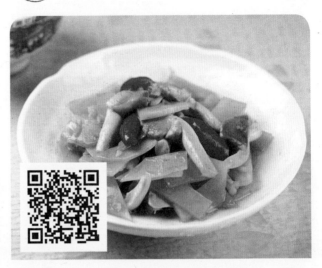

◗ **原料：** 莴笋120克，秀珍菇60克，红椒15克，姜末、蒜末、葱末各少许

◗ **调料：** 盐、鸡粉各2克，水淀粉、食用油各适量

◗ **制作：**

①莴笋切片，洗好的秀珍菇、红椒切成小块。

②用油起锅，倒入姜末、蒜末、葱末，用大火爆香。

③放入秀珍菇，拌炒片刻，倒入莴笋、红椒，炒匀。

④加少许水，炒至熟软，放入盐、鸡粉，炒匀。

⑤倒入少许水淀粉，快速翻炒，使之裹匀芡汁，装盘。

专家点评 蘑菇中含有较多的水溶性膳食纤维，可吸收胆固醇，且蘑菇多糖还可提高机体免疫力。多食莴笋能改善糖代谢功能。

蘑菇食疗方荟萃

关注"掌厨"——万道美食轻松学，百病消除保健康

更多蘑菇食疗方可在"掌厨"中找到蘑菇藕片、木耳菜蘑菇汤、蘑菇竹笋汤、蘑菇时蔬、小鸡炖蘑菇、素鸡蘑菇汤、蘑菇时蔬、蘑菇炖生鱼等经典菜例。

掌厨 用心做顿好饭

滋补枸杞银耳汤

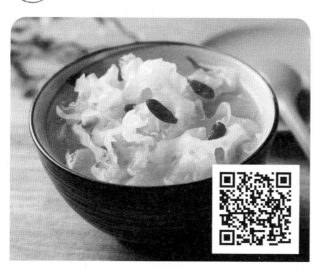

银耳

改善心血管功能

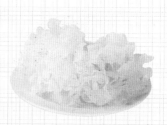

◑**原料**：水发银耳150克，枸杞适量

◑**调料**：白糖适量

◑**制作**：

①砂锅中注入适量水烧开，将洗净切好的银耳倒入锅中，搅拌片刻。

②盖上锅盖，烧开后转中火煮1～2小时。

③揭开锅盖，加入适量的白糖。

④将备好的枸杞倒入锅中，搅拌均匀。

⑤把煮好的甜汤盛出，装入碗中即可。

推荐烹调法：煮、炖

对心脑血管病的功效

①银耳性平，味甘、淡，无毒，具有补气和血、强心壮身、补脑提神、润肠、延年益寿之功效。

②银耳的营养成分相当丰富，含有蛋白质、脂肪和多种氨基酸、矿物质等，其能保障血液循环的营养需求，改善心血管功能，对调节血压有效。银耳还含有大量的膳食纤维，可促进胃肠蠕动，帮助脂肪分解代谢。

专家点评 银耳中蛋白质、维生素和矿物质种类较多，既能促进血液循环，又能降低胆固醇，因此，心脑血管疾病患者宜吃。

银耳食疗方荟萃

关注"掌厨"——万道美食轻松学，百病消除保健康

更多**银耳**食疗方可在"掌厨"中找到

木瓜银耳豆浆、红枣银耳露、银耳枸杞雪梨汤、枸杞红枣莲子银耳羹、银耳木瓜汤、罗汉果银耳炖雪梨、银耳枸杞炒鸡蛋等经典菜例。

掌厨 用心做顿好饭

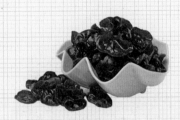

木耳

预防动脉粥样硬化

推荐烹调法：炒、炖、汆、拌

🍲 对心脑血管病的功效

①木耳被营养学家誉为"素中之荤"和"素中之王"，其含有的维生素K，能减少血小板凝块，预防血栓的形成，进而预防动脉粥样硬化和冠心病的发生。

②木耳中的膳食纤维，进入肠道后遇水膨胀，能促进肠蠕动，促使胆固醇随粪便排出体外，同时减少机体对胆固醇的吸收。因此，食用木耳可降低心脑血管疾病的患病风险。

推荐食谱 木耳黑米豆浆

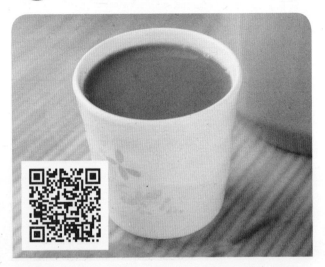

🍵 **原料**：水发木耳8克，水发黄豆50克，水发黑米30克

🍵 **制作**：
①将已浸泡好的黄豆、黑米倒入碗中，注入适量水，搓洗干净，并沥干水分。
②木耳、黄豆、黑米倒入豆浆机中，注水至水位线。
③选择"五谷"程序，按"开始"键，开始打浆。
④待豆浆打好之后，将豆浆机断电，并滤取豆浆。
⑤滤好的豆浆倒入杯中即可。

专家点评 木耳含有的维生素K，可预防血栓的形成，减低冠心病的发病概率；黑米含有维生素E等营养成分，能清除血管中多余的自由基。

木耳食疗方荟萃

关注"掌厨"——万道美食轻松学，百病消除保健康

掌厨 | 用心做顿好饭

更多木耳食疗方可在"掌厨"中找到蒜薹木耳炒肉丝、南瓜木耳糯米粥、黑木耳拌海蜇丝、山药木耳炒核桃仁、芙蓉青瓜炒木耳、彩椒木耳炒马蹄、芦笋木耳炒八爪鱼等经典菜例。

推荐食谱 香菇白萝卜汤

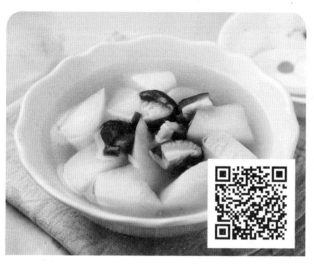

◑ **原料：** 白萝卜块150克，香菇120克，葱花少许

◑ **调料：** 盐2克，鸡粉3克，胡椒粉2克

◑ **制作：**

①锅中注水烧开，放入洗净切好的白萝卜。

②倒入洗好切块的香菇，拌匀。

③盖上盖，用大火煮约3分钟，揭盖，加盐、鸡粉、胡椒粉调味。

④拌煮片刻至食材入味。

⑤盛出煮好的汤料，装入碗中，撒上葱花即可。

专家点评 白萝卜的热量很低，含有丰富的维生素C、芥子油和纤维素，可减肥和降低血脂；香菇中的钾，能保持肌肉和血管的弹性。

香菇食疗方荟萃

关注"掌厨"——万道美食轻松学，百病消除保健康

更多香菇食疗方可在"掌厨"中找到

菠菜炒香菇、香菇大米粥、香菇蛋花香菇腐竹豆腐汤、青豆香菇干贝豆腐汤、香菇扒生菜、香菇口蘑粥、红烧香菇杏鲍菇等经典菜例。

掌厨 | 用心做顿好饭

香菇

降压降脂

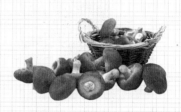

推荐烹调法：煮、炖、炒

🍲 对心脑血管病的功效

①香菇中含有嘌呤、胆碱、酪氨酸、氧化酶以及某些核酸物质，香菇嘌呤能促进胆固醇的分解与排泄，防止血脂升高，起到降血压、降胆固醇、降血脂的作用，还可预防动脉粥样硬化、高血脂和冠心病等疾病。

②香菇中的钾，能传递神经冲动、保持肌肉和血管的弹性，对心脑血管疾病患者有较好的保健作用；且香菇能提高心脑血管疾病患者的免疫力。

苋菜

保持血管弹性

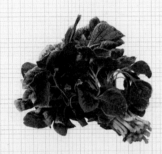

推荐烹调法：炒、氽、拌

🥄 对心脑血管病的功效

①苋菜是含矿物质较多的蔬菜，其丰富的钾，可提高神经传导的速度，维持血压稳定及保持血管弹性，起到保护心血管的作用，是预防心血管疾病的食疗佳品。

②苋菜中的另一重要物质——镁，可促进人体纤维蛋白溶解，抑制血液凝固，具有较强的抗凝血功效，有助于预防血栓的形成。因此，食用苋菜有益于心脑血管病的防治。

推荐食谱 苋菜嫩豆腐汤

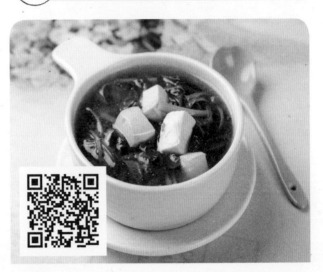

◗ 原料：苋菜叶120克，豆腐块150克，姜片、葱花各少许

◗ 调料：盐2克，食用油少许

◗ 制作：

①开水锅中，倒入切好的豆腐，煮约1分半钟后捞出。

②用油起锅，放姜爆香，倒入苋菜叶，炒熟；锅中加入适量水，搅拌匀，略煮片刻。

③倒入煮好的豆腐，加盐拌匀调味。

④盛出煮好的汤料，装入碗中，撒上葱花即可。

 专家点评 苋菜是含钾丰富的蔬菜，不仅可以保持血管韧性，还能促进体内钠盐的排出，预防高血压；其丰富的卵磷脂，能防治高脂血症。

苋菜食疗方荟萃

关注"掌厨"——万道美食轻松学，百病消除保健康

更多苋菜食疗方可在"掌厨"中找到橄榄油芝麻苋菜、苋菜饼、椰汁草菇扒香菜、苋菜炒饭、椒丝苋菜汤、香菇苋菜、苋菜鱼片汤、苋菜炒平菇等经典菜例。

掌厨 | 用心做顿好饭

推荐食谱 醋拌芹菜

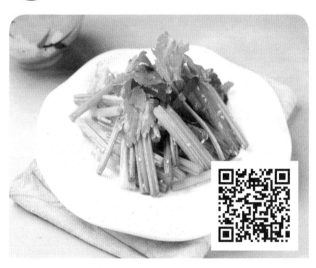

◐ **原料：** 芹菜梗200克，彩椒10克，芹菜叶25克，熟白芝麻少许

◐ **调料：** 盐2克，白糖3克，陈醋15毫升，芝麻油10毫升

◐ **制作：**

① 彩椒切细丝，洗好的芹菜梗切成段，待用。

② 开水锅中倒入芹菜梗，略煮；放彩椒，煮至断生。

③ 捞出沥干，氽煮好的食材装碗，放芹菜叶，搅匀。

④ 加盐、白糖、陈醋、芝麻油和熟白芝麻，拌匀。

⑤ 取一个盘子，盛出拌好的菜肴，装入盘中即可。

 专家点评　芹菜含有膳食纤维，可降低胆固醇，预防高血脂；其富含的维生素P，能软化血管，降低血管的通透性，防止血管破裂。

芹菜食疗方荟萃

关注"掌厨"——万道美食轻松学，百病消除保健康

更多**芹菜食疗方**可在"掌厨"中找到

芹菜猕猴桃梨汁、芹菜梨汁、西蓝花芹菜苹果汁、黄瓜芹菜苹果汁、芹菜红枣汤、慈姑炒芹菜、金针菇拌芹菜、杏仁芹菜拌茼蒿等经典菜例。

掌厨 | 用心做顿好饭

芹菜

降压降脂

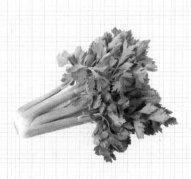

推荐烹调法：氽、炒、拌

🍳 对心脑血管病的功效

① 芹菜是一种很好的降压食材，其含有丰富的降压元素——芦丁，芦丁可通过主动脉弓化学感受器发挥降压作用，对原发性、妊娠性及更年期高血压均有明显疗效。

② 芹菜中的维生素和矿物质有促进血液循环、增强血管弹性的作用，利于胆固醇的代谢，防治高脂血症。芹菜富含纤维素，可阻止胆固醇被肠道吸收，有利于心脑血管病的治疗。

油菜

降低血脂

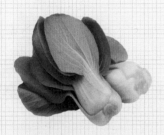

推荐烹调法：炒、氽

对心脑血管病的功效

①油菜脂肪含量很低，且代谢产生的热量也较低，其含有大量胡萝卜素和维生素C，有助于增强机体免疫能力，非常适合心血管疾病患者食用。

②食用油菜，可活血化瘀，降低血液中的脂肪含量，进而预防高血脂的发生。且油菜含有的膳食纤维，能使胆酸盐与食物中的胆固醇、三酰甘油结合，随粪便排出体外，从而减少肠道对脂类的吸收。

推荐食谱 ## 冬笋油菜海味汤

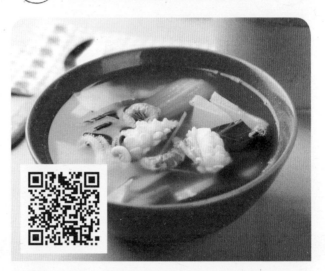

原料： 冬笋片150克，鱿鱼片120克，油菜130克，虾米25克，姜丝少许

调料： 盐、鸡粉、胡椒粉各2克，芝麻油少许

制作：

①锅中注入适量水烧开，倒入冬笋片。

②加入姜丝、虾米，搅拌均匀。

③倒入鱿鱼片，搅拌匀，放入盐、鸡粉。

④放油菜，煮约2分钟至熟，加入胡椒粉、芝麻油。

⑤搅拌均匀，盛出煮好的汤料，装入碗中即可。

专家点评 鱿鱼含有蛋白质、牛磺酸、钙、磷等营养成分，具有滋补消食的作用，与油菜同食，可预防心脑血管疾病。

油菜食疗方荟萃

关注"掌厨"——万道美食轻松学，百病消除保健康

更多油菜食疗方可在"掌厨"中找到

玉米油菜汤、虾姑油菜心、虾仁扒油菜、玫瑰花油菜豆浆、冬笋油菜海味汤、油菜苹果柠檬汁、油菜金针菇炖豆浆等经典菜例。

掌厨｜用心做顿好饭

推荐食谱 紫甘蓝包菜汁

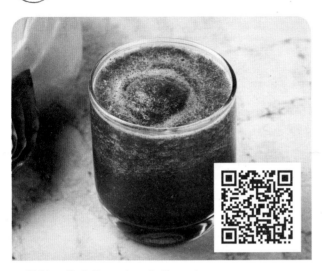

◑ **原料：** 紫甘蓝100克，包菜100克

◑ **制作：**

①洗好的包菜切条，再切成小块。

②洗净的紫甘蓝切成条，再切成小块，备用。

③取榨汁机，选择搅拌刀座组合，将切好的包菜放入搅拌杯中。

④加入切好的紫甘蓝，倒入适量纯净水。

⑤盖上盖，选择"榨汁"功能，榨取蔬菜汁。

⑥将榨好的蔬菜汁倒入杯中即可。

 专家点评 紫甘蓝和包菜都属于十字花科植物，含有较多的胡萝卜素、粗纤维等营养成分，可加速人体的新陈代谢，有助于稳定血压。

包菜食疗方荟萃

关注"掌厨"——万道美食轻松学，百病消除保健康

更多**包菜**食疗方可在"掌厨"中找到豆腐皮枸杞炒包菜、西红柿炒包菜、包菜炒肉丝、包菜稀糊、酸甜包菜、木耳烩包菜、包菜沙拉等经典菜例。

掌厨 用心做顿好饭

包菜

预防高血压

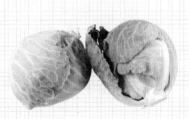

推荐烹调法：炒、榨汁

🍲 对心脑血管病的功效

①包菜是低脂肪、低热量的食材，其膳食纤维含量高，多吃包菜，可增进食欲，促进食物中脂肪的分解代谢，对防止高血脂和肥胖有十分重要的作用。

②包菜含有丰富的钾和维生素C。钾的摄入对维持脑神经的传导起着重要的调节作用，且能抑制钠盐的摄入，从而降低高钠引发高血压的风险。同时，维生素C能够提高人体抵抗力。

西蓝花

促进血液循环

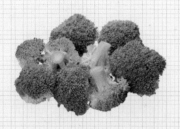

推荐烹调法：炒、拌

🥄 对心脑血管病的功效

①西蓝花含丰富的维生素K，能维护血管的韧性，使其不易破裂。

②西蓝花中含有的黄酮类物质，能治疗心血管疾病。其通过清理沉积在血管壁的脂肪斑块，起到预防动脉粥样硬化的作用。此外，西蓝花的钙、磷、钾等矿物质含量也较为丰富，可促进血液循环，增强心脑血管功能，非常适合心脑血管疾病患者食用。

推荐食谱 鲈鱼西蓝花粥

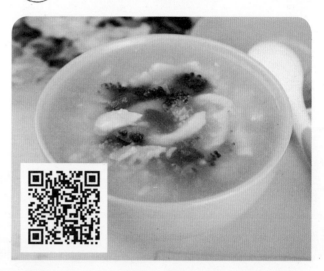

🍲 **原料：** 水发大米120克，鲈鱼150克，西蓝花75克，枸杞少许

🍲 **调料：** 盐、鸡粉各2克，水淀粉适量

🍲 **制作：**

①西蓝花切成小朵；鲈鱼肉去骨，取鱼肉，切成丝。

②鱼肉丝加调料拌匀，腌渍约10分钟至入味；开水锅中，倒入大米、枸杞，烧开后用小火煮约30分钟，倒入西蓝花，小火续煮至食材熟透，放入鱼肉丝。

③搅拌匀，用大火煮熟，盛出粥，装碗即可。

专家点评 鲈鱼含有蛋白质、烟酸、磷、铁，西蓝花中含有较多的维生素，两者搭配食用，能抑制血小板凝集，是防治高脂血症的食疗佳品。

西蓝花食疗方荟萃

关注"掌厨"——万道美食轻松学，百病消除保健康

更多西蓝花食疗方可在"掌厨"中找到西蓝花菠萝汁、西蓝花芹菜苹果汁、猕猴桃西蓝花青苹果汁、清炒西蓝花、杏鲍菇扣西蓝花、西蓝花腰果炒虾仁、西蓝花炒双耳等经典菜例。

掌厨 用心做顿好饭

推荐食谱 芦笋煨冬瓜

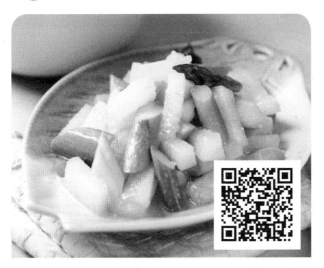

● 原料：冬瓜230克，芦笋130克，蒜末、葱花各少许

● 调料：盐、鸡粉各1克，水淀粉、芝麻油、食用油各适量

● 制作：

①芦笋用斜刀切段，冬瓜切小块；开水锅中，加食用油，冬瓜和芦笋分别焯煮半分钟至断生，捞出沥干。

②油起锅，放蒜末，倒入焯过水的食材，加盐、鸡粉，倒入水，炒匀，用大火煨煮至食材熟软，倒入水淀粉勾芡，淋入芝麻油，放入葱花，拌匀盛出即可。

 专家点评　冬瓜与芦笋营养丰富，具有清热祛暑、解毒排脓等功效，还能改善心脑血管功能，促进心血管疾病的治疗。

芦笋食疗方荟萃

关注"掌厨"——万道美食轻松学，百病消除保健康

更多芦笋食疗方可在"掌厨"中找到

芦笋西红柿鲜奶汁、芦笋糙米粥、香菇芦笋粥、芦笋虾仁粥、芦笋玉米番茄汤、洋葱芦笋烩彩椒、草菇彩椒烩芦笋、芦笋炒杏鲍菇等经典菜例。

掌厨 用心做顿好饭

芦笋

防治心脏病

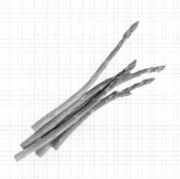

推荐烹调法：炖、炒

💧 对心脑血管病的功效

①芦笋为低糖、低脂肪、高维生素的食物，经常食用可消除疲劳，降低血压，改善心血管功能，是一种高营养的保健蔬菜。

②芦笋含有多种人体必需的营养元素，如钙、磷、钾、铁等，且含量较高、比例适当，可增进食欲，提高机体代谢能力，对心脏病的防治有重要作用。芦笋的膳食纤维含量较为丰富，有助于缓解便秘，降低胆固醇，防治高脂血症。

白萝卜

降血脂

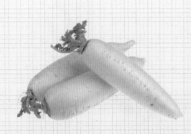

推荐烹调法：煮、炖、炒

对心脑血管病的功效

①白萝卜被称为"自然消化剂"，含有淀粉酶及各种消化酵素，能分解食物中的淀粉和脂肪，对预防肥胖、高血脂和动脉粥样硬化都有益。

②白萝卜中丰富的钾和钙元素，可使外周血管扩张，有利于减少外周血管的阻力。白萝卜含芥子油、淀粉酶和粗纤维，能增强食欲，加快胃肠蠕动，促进胆固醇的排出。

推荐食谱 白萝卜稀粥

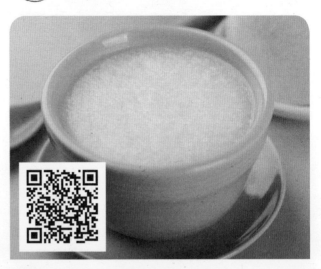

◐ **原料：** 水发米碎80克，白萝卜120克

◐ **制作：**

①白萝卜切小块，倒入榨汁机中，注入温水。

②选择"榨汁"功能，榨取汁水，断电后倒入碗中。

③砂锅置于火上，倒入白萝卜汁；中火煮至沸，倒入备好的米碎，搅拌均匀。

④烧开后用小火煮至食材熟透，搅拌一会儿。

⑤关火后盛出煮好的稀粥即可。

 专家点评 白萝卜热量低，含有丰富的维生素C、芥子油和纤维素，可降低血脂；白萝卜还含有丰富的钾，可缓解轻型高血压症状。

白萝卜食疗方荟萃

关注"掌厨"——万道美食轻松学，百病消除保健康

更多白萝卜食疗方可在"掌厨"中找到

白萝卜豆浆、杏仁百合白萝卜汤、香菇白萝卜汤、白萝卜牡蛎汤、蜜蒸白萝卜、红烧白萝卜、白萝卜粉丝汤、白萝卜丝黄豆芽等经典菜例。

掌厨｜用心做顿好饭

苦瓜胡萝卜粥

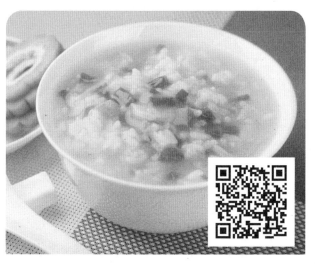

◑**原料：** 水发大米140克，苦瓜45克，胡萝卜60克

◑**制作：**

①洗净去皮的胡萝卜切片，再切条，改切成粒。

②洗好的苦瓜切开，去瓜瓤，再切条形，改切成丁，备用。

③砂锅中注入适量水烧开，倒入备好的大米、苦瓜、胡萝卜，搅拌均匀。

④烧开后用小火煮至食材熟软，搅拌一会儿。

⑤关火后盛出煮好的粥即可。

专家点评 苦瓜含有丰富的维生素C，可保持血管弹性，防治高血压、冠心病、脑血管疾病。胡萝卜能降低血压和保护心脏。

胡萝卜食疗方荟萃

关注"掌厨"——万道美食轻松学，百病消除保健康

更多**胡萝卜**食疗方可在"掌厨"中找到

胡萝卜南瓜粥、葡萄胡萝卜汁、玉竹烧胡萝卜、胡萝卜梨汁、胡萝卜红薯汁、西瓜翠衣拌胡萝卜、马蹄甘蔗胡萝卜甜汤等经典菜例。

掌厨 用心做好饭 预饭

胡萝卜
增强血管弹性

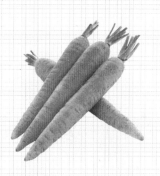

推荐烹调法：煮、炖、炒、汆

对心脑血管病的功效

①胡萝卜中基本不含脂肪，具有降压、强心的作用，是高血压、冠心病患者的食疗佳品。

②胡萝卜中含有较多的钾元素，能使血液中的油脂乳化，有效溶解沉积在血管壁上的"胆固醇硬化斑块"，同时将其排出体外，起到降低血脂、降低血液黏度的作用，减少三酰甘油和低密度脂蛋白的含量。在此基础上，食用胡萝卜能增加血管弹性，进而预防心脑血管疾病。

洋葱

预防血栓的形成

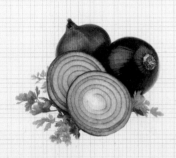

推荐烹调法：氽、炒、拌

🥄 对心脑血管病的功效

①洋葱是目前所知唯一含前列腺素A的蔬菜。前列腺素A能扩张血管、降低血液黏度，因而具有降血压和增加冠状动脉血流量的作用，还可预防血栓的形成。且能对抗体内儿茶酚胺等升压物质，促进钠盐的排泄，从而使血压下降。

②洋葱中含有蒜氨酸，具有抗血管硬化及降低血脂的功效，洋葱对高血脂和动脉粥样硬化有一定的食疗作用。

推荐食谱 **洋葱西红柿通心粉**

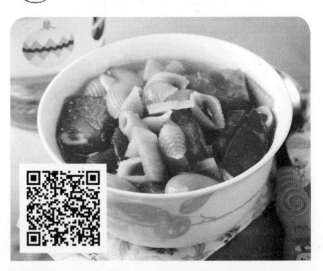

◗ **原料：** 通心粉85克，西红柿100克，洋葱35克

◗ **调料：** 盐3克，鸡粉2克，番茄酱适量，食用油少许

◗ **制作：**

①洗净的洋葱、西红柿，切成小块，备用。

②开水锅中，淋入适量食用油，加入盐、鸡粉。

③略煮，倒入备好的通心粉，用中火煮约3分钟。

④倒入切好的西红柿、洋葱，搅拌匀。

⑤加入番茄酱，拌匀，煮约2分钟至入味，关火后盛出食材，装碗即可。

专家点评 西红柿含有维生素、有机酸、纤维素等营养物质，可保护心脏和血管，降低胆固醇；这道膳食对心血管疾病有食疗功效。

洋葱食疗方荟萃

关注"掌厨"——万道美食轻松学，百病消除保健康

掌厨 用心做顿好饭

更多洋葱食疗方可在"掌厨"中找到洋葱鲑鱼炖饭、洋葱芦笋烩彩椒、芝麻洋葱拌菠菜、洋葱土豆饼、洋葱炒豆腐皮、西红柿洋葱汤、西红柿炒洋葱、豆芽拌洋葱等经典菜例。

小米山药粥

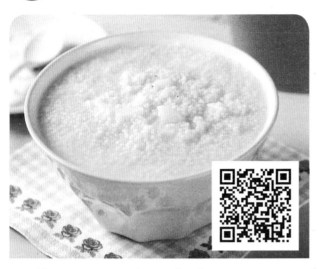

● **原料**：水发小米120克，山药95克

● **调料**：盐3克

● **制作**：

①将洗净去皮的山药切成丁，备用。

②砂锅中注入适量水烧开，倒入洗好的小米，放入切好的山药丁，搅拌匀。

③盖上盖，用小火煮30分钟，至食材熟透。

④揭盖，放入盐，用勺搅拌，使其入味。

⑤关火，盛出煮好的小米粥即可。

专家点评：小米含有蛋白质、膳食纤维等营养成分，属于高钾低钠的食物，有利尿、降血压的功效，与山药搭配，适合高血压病患者食用。

山药食疗方荟萃

关注"掌厨"——万道美食轻松学，百病消除保健康

更多山药食疗方可在"掌厨"中找到

山药地瓜苹果汁、党参山药薏米粥、桂圆山药羹、茯苓枸杞山药粥、双菇山药汤、桂圆红枣山药汤、枸杞山药薏米羹等经典菜例。

掌厨 | 用心做顿好饭

山药

保持血管弹性

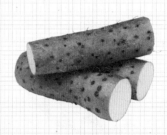

推荐烹调法：炒、炖

🥄 对心脑血管病的功效

①山药中的脂肪含量非常低，其中还含有丰富的膳食纤维，食用后可产生饱腹感，有助于控制饮食，有效预防肥胖的发生，降低了患心血管疾病的风险。

②山药中含有特殊的活性物质——黏液蛋白，其对人体有较好的保健作用，能减少脂肪在血管壁的沉积，保持血管弹性，防止动脉粥样硬化，还能增强机体免疫力。

茄子

保护心血管

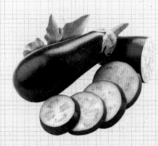

推荐烹调法：蒸、炒、煎

对心脑血管病的功效

①茄子中维生素P的含量很高，每100克中含维生素P为750毫克，能增强人体细胞间的黏着力，增强毛细血管的弹性，降低脆性及渗透性，防止微血管破裂出血，对预防心力衰竭有效。

②经常吃茄子有预防高血压、冠心病、动脉粥样硬化等病症的作用。茄子中所含的维生素C和皂草苷，具有降低胆固醇和三酰甘油的功效，是高脂血症患者的理想食物。

推荐食谱 茄子泥

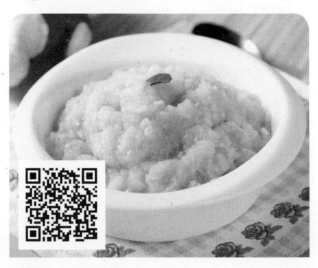

● 原料：茄子200克

● 调料：盐少许

● 制作：

①茄子切去头尾，去皮，切成细条，待用。

②切好的茄子放入蒸盘，蒸盘放入蒸锅中。

③烧开后蒸约15分钟至其熟软，取出，放凉待用。

④将茄条放在案板上，压成泥状，装入碗中。

⑤加入盐，搅拌均匀，至其入味；取一个小碗，盛入拌好的茄泥即可。

专家点评

茄子中维生素P的含量很高，能增强血管的弹性，防止血管破裂。茄子中所含的皂草苷，具有降低胆固醇的功效。

茄子食疗方荟萃

关注"掌厨"——万道美食轻松学，百病消除保健康

掌厨 用心做饭好

更多茄子食疗方可在"掌厨"中找到

彩椒茄子、蒜泥蒸茄子、清蒸茄子、醋香蒸茄子、青豆烧茄子、土豆泥拌蒸茄子、青椒炒茄子、茄子稀饭、苦瓜炒茄子、小炒茄子等经典菜例。

西红柿汁

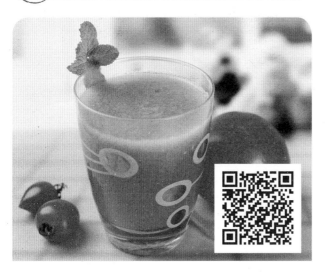

◀ **原料：** 西红柿130克

◀ **制作：**

① 锅中注入适量水烧开，放入洗净的西红柿。

② 关火后烫一会儿，至表皮皱裂，捞出浸在凉开水中。

③ 待凉后剥去表皮，再把果肉切小块。

④ 取备好的榨汁机，倒入切好的西红柿。

⑤ 注入适量纯净水，盖好盖子，选择"榨汁"功能，榨出西红柿汁。

⑥ 断电后倒出西红柿汁，装入杯中即成。

专家点评

西红柿中含有较多人体所需的活性物质，具有预防血管老化、降低毛细血管通透性、预防高血脂和血栓等功效。

西红柿食疗方荟萃

关注"掌厨"——万道美食轻松学，百病消除保健康

更多**西红柿**食疗方可在"掌厨"中找到

西红柿冬瓜橙汁、鸡蛋西红柿粥、西红柿生鱼豆腐汤、西红柿芹菜莴笋汁、芦笋西红柿鲜奶汁、西红柿炒包菜、西红柿紫菜蛋花汤等经典菜例。

掌厨 | 用心做顿好饭

西红柿

降压降脂

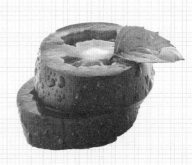

推荐烹调法：生食、榨汁、炒

🍲 对心脑血管病的功效

① 西红柿有健胃消食、清热解毒、降低血压之功效，对高血压、肾脏病人有良好的辅助治疗作用。食用西红柿还可改善高血压治疗时的牙龈出血或皮下出血等症。

② 西红柿中含有丰富的芦丁、维生素C、番茄红素和果酸，能有效降低血液中的胆固醇含量，起到预防高血脂和血栓的作用。

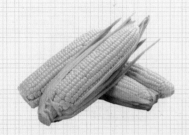

玉米

预防动脉粥样硬化

推荐烹调法：煮、炖、炒

对心脑血管病的功效

①玉米是低脂、低热量的食物，富含膳食纤维，能刺激和推动肠蠕动，防止血浆胆固醇升高，且食用后能增强饱腹感，控制食欲，对心血管疾病的诱发因素——肥胖，有控制作用。

②玉米中的不饱和脂肪酸可降血压，促进细胞分裂，降低血清胆固醇，防止胆固醇沉积于血管壁，从而降低动脉粥样硬化的发生。

推荐食谱 玉米油菜汤

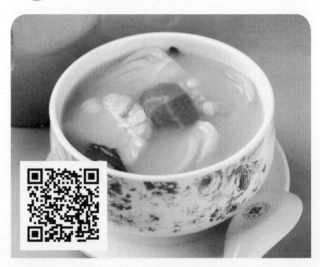

● 原料：油菜、胡萝卜块各120克，玉米段80克，姜片少许，高汤适量

● 调料：盐、鸡粉、胡椒粉各2克

● 制作：

①油菜放入开水锅中，焯煮至断生，捞出。

②砂锅中注入高汤烧开，加胡萝卜块和玉米段，搅匀。

③烧开后转中火煮约20分钟，揭盖，加入鸡粉、盐、胡椒粉，拌匀调味。

④汤料盛入碗中，将油菜夹入碗中即可。

专家点评 玉米含有丰富的膳食纤维，食用可起到减肥和降低胆固醇的作用。油菜具有活血化瘀、促进血液循环的功效。

玉米食疗方荟萃

关注"掌厨"——万道美食轻松学，百病消除保健康

更多**玉米**食疗方可在"掌厨"中找到

香浓玉米汁、玉米面糊、苹果玉米粥、玉米葛根蛋花汤、橄榄油拌西芹玉米、松仁豌豆炒玉米、玉米土豆清汤、玉米番茄杂蔬汤等经典菜例。

掌厨 用心做顿好饭

南瓜花生蒸饼

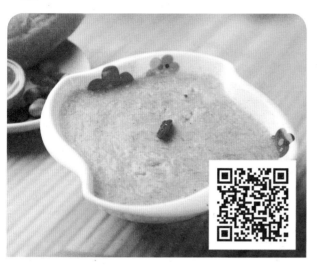

◑ 原料： 米粉70克，配方奶300毫升，南瓜130克，葡萄干30克，核桃粉、花生粉各少许

◑ 制作：

① 蒸锅上火烧开，放入南瓜，用中火蒸约15分钟至其熟软，取出，放凉后碾成泥状；葡萄干剁碎，备用。

② 南瓜泥放入碗中，加入核桃粉、花生粉、葡萄干、米粉，搅匀；分次倒入配方奶，拌匀，制成南瓜糊。

③ 蒸碗中倒入南瓜糊；蒸锅上火烧开，放入蒸碗。

④ 用中火蒸约15分钟至熟，取出蒸好的食材即可。

专家点评 南瓜和花生都含有较多的不饱和脂肪酸，具有降血脂、降胆固醇的作用，且能补中益气，对于心脑血管疾病的治疗非常有利。

南瓜食疗方荟萃

关注"掌厨"——万道美食轻松学，百病消除保健康

更多南瓜食疗方可在"掌厨"中找到南瓜红米豆浆、胡萝卜南瓜粥、橙子南瓜羹、肉末南瓜土豆泥、南瓜红萝卜栗子汤、原味南瓜汤、南瓜木耳糯米粥、紫薯南瓜豆浆等经典菜例。

掌厨 | 用心做顿好饭

南瓜

预防高血压

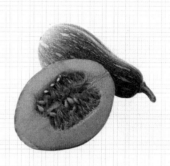

推荐烹调法：煮、蒸、炖

🍲 对心脑血管病的功效

① 南瓜中含有较多对人体有益的脂肪酸，如亚麻酸、软脂酸和硬脂酸等，既可以改善心脑血管功能，还能预防冠心病和脑卒中。

② 南瓜含丰富的钾元素，对防止摄入食盐过高引起的高血压病有食疗作用，且能促进钠的排出。因此，食用南瓜可预防高血压，对治疗相关心血管疾病有食疗作用。

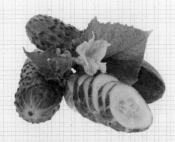

黄瓜

抑制血小板凝集

推荐烹调法：煮、炖、炒、腌

🥄 对心脑血管病的功效

①黄瓜中含有丰富的膳食纤维，对促进人体肠道代谢和降低胆固醇有益。其次，黄瓜中的维生素E还具有抗自由基氧化、抑制血小板聚集的功效。

②黄瓜中所含的营养物质，可抑制糖类物质转变为脂肪，从而减少血液中的脂肪含量，避免其沉积在血管内壁，有效预防肥胖、冠心病和动脉粥样硬化等疾病的发生。

推荐食谱 ## 黄瓜菠萝汁

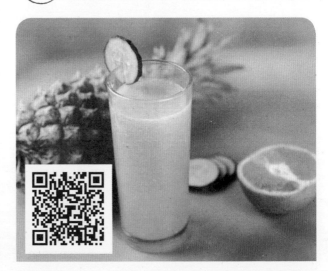

◗ **原料：** 菠萝肉100克，黄瓜70克，橙子肉60克

◗ **制作：**

①菠萝肉切小块。

②洗净的黄瓜切成小块，橙子肉切成小块；放入碗中备用。

③取备好的榨汁机，倒入切好的食材。

④注入适量纯净水，盖好盖子，选择"榨汁"功能，榨出蔬果汁。

⑤断电后倒出蔬果汁，装入杯中即成。

专家点评 黄瓜和菠萝都含有丰富的果糖、柠檬酸，能促进脂肪和胆固醇代谢，进而降低胆固醇和血压，本品适合心血管疾病的患者食用。

黄瓜食疗方荟萃

关注"掌厨"——万道美食轻松学，百病消除保健康

更多**黄瓜**食疗方可在"掌厨"中找到

黄瓜薄荷蜜汁、黄瓜米汤、黄瓜芹菜苹果汁、醋熘黄瓜、黄瓜腐竹汤、黄瓜拌玉米笋、黄瓜柠檬汁、黄瓜拌海蜇、黑木耳腐竹拌黄瓜等经典菜例。

掌厨 | 用心做顿好饭

推荐食谱 **冬瓜烧香菇**

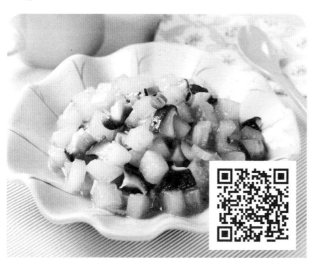

- **原料**：冬瓜200克，鲜香菇45克，姜片、葱段、蒜末各少许

- **调料**：盐、鸡粉各2克，蚝油5克，水淀粉、食用油适量

- **制作**：

①冬瓜切丁，香菇切小块；开水锅中，加入食用油、盐，倒入冬瓜、香菇焯煮片刻，捞出沥干。

②用油起锅，姜、葱、蒜爆香，倒入焯过水的食材，加少许水，炒匀；加盐、鸡粉、蚝油，翻炒匀。

③大火收汁，倒入水淀粉快速翻炒，盛出即可。

专家点评　冬瓜营养丰富，且能抑制糖类转化为脂肪，是预防高血压、高血脂的食疗佳品。冬瓜还具有润肺生津、解毒排脓等功效。

冬瓜食疗方荟萃

关注"掌厨"——万道美食轻松学，百病消除保健康

更多冬瓜食疗方可在"掌厨"中找到西红柿冬瓜橙汁、清蒸冬瓜生鱼片、冬瓜红豆汤、冬瓜莲子绿豆粥、芦笋煨冬瓜、冬瓜鲜菇鸡汤、金针菇冬瓜汤、冬瓜番茄汤等经典菜例。

掌厨　用心做顿好饭

冬瓜
降低胆固醇

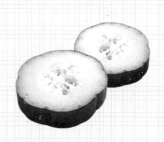

推荐烹调法：煮、炖、炒、烧

对心脑血管病的功效

①冬瓜中膳食纤维含量高，不仅可以促进胃肠蠕动，帮助食物消化，还具有改善血糖水平、降低胆固醇和血脂的作用，对预防动脉粥样硬化有十分重要的作用。

②冬瓜中的丙醇二酸，可抑制体内糖类转化为脂肪，防止脂肪堆积，促进其排泄，对预防高血压等心脑血管疾病及控制肥胖有良好的功效。

莲藕

降低胆固醇

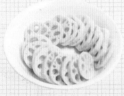

推荐烹调法：蒸、炖、炒

对心脑血管病的功效

①莲藕中的黏液蛋白和膳食纤维能与人体的胆固醇、三酰甘油结合，促进其代谢降解，使其以粪便的形式排出体外，达到减少胆固醇吸收的目的。

②莲藕中的维生素C具有抗氧化作用，使脂质不被氧化，预防动脉粥样硬化。而莲藕中的维生素K可清除胆固醇在血管壁的沉积斑块，对心脑血管疾病有保健作用。

推荐食谱 **大米莲藕豆浆**

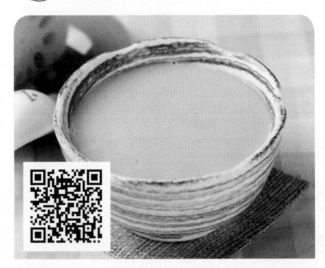

◑ **原料：** 水发黄豆80克，水发绿豆50克，莲藕块85克，水发大米40克

◑ **调料：** 白糖10克

◑ **制作：**

①将已浸泡好的黄豆、绿豆和大米倒入碗中，搓洗干净，过滤沥干。

②洗好的材料和莲藕倒入豆浆机中，注入适量水。

③选择"五谷"，开始打浆，断电后，滤取豆浆。

④在过滤好的豆浆中加入白糖，搅匀，即可。

专家点评

莲藕含有淀粉、维生素C、氧化酶等营养成分，具有消食止泻、开胃清热等功效，能够促进脂肪分解，防止其在血管内沉积。

莲藕食疗方荟萃

关注"掌厨"——万道美食轻松学，百病消除保健康

更多莲藕食疗方可在"掌厨"中找到

花生莲藕绿豆汤、莲藕茯苓莲子煲、蜂蜜雪梨莲藕汁、酸甜莲藕橙子汁、瓦罐莲藕汤、雪梨拌莲藕、芦笋炒莲藕、浇汁莲藕等经典菜例。

掌厨 | 用心做顿好饭

雪菜末豆腐汤

推荐食谱

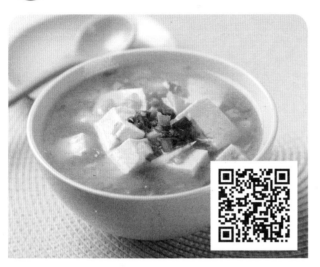

◖**原料：** 豆腐块300克，雪菜末250克，姜片、葱花各少许

◖**调料：** 鸡粉2克，盐、食用油适量

◖**制作：**

① 锅中注入适量食用油，烧至六成热，放姜片。

② 倒入切好的雪菜末，炒匀，注入适量水，搅匀。

③ 煮沸后，倒入切好的豆腐，加鸡粉、盐，搅匀。

④ 续煮至食材熟透，搅拌均匀。

⑤ 盛出煮好的汤料，装入碗中，撒上葱花即可。

专家点评

豆腐中含有丰富的优质蛋白、维生素和矿物质，具有增强心肌功能、缓解心血管病的作用，有利于心脑血管病患者的治疗。

豆腐食疗方荟萃

关注"掌厨"——万道美食轻松学，百病消除保健康

更多豆腐食疗方可在"掌厨"中找到

菠菜豆腐汤、豆角豆腐糊、蔬菜豆腐泥、香菜炒豆腐、香菇腐竹豆腐汤、苋菜嫩豆腐汤、平菇豆腐开胃汤、芥菜竹笋豆腐汤等经典菜例。

掌厨 用心做顿好饭

豆腐

防治高血脂

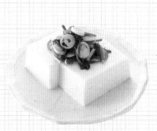

推荐烹调法：炖、烧、拌

对心脑血管病的功效

① 豆腐具有生津润燥、清热解毒之功效，其中含有丰富的大豆蛋白，能降低胆固醇、三酰甘油和低密度脂蛋白的含量，是防治高血脂的食疗佳品。

② 豆腐还含有较多的卵磷脂，可降低机体对脂肪的吸收，对神经、血管及大脑的生长发育有重要作用。豆腐中含有丰富的豆固醇，能抑制胆固醇的摄入，对防治心脑血管疾病有较好的功效。

058

三文鱼

降低胆固醇

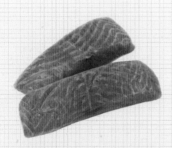

推荐烹调法：煮、蒸、炸、烧

对心脑血管病的功效

①三文鱼含有丰富的不饱和脂肪酸，能有效提升高密度脂蛋白胆固醇，降低血脂和低密度脂蛋白胆固醇，经常食用三文鱼，能预防高血脂和冠心病。

②三文鱼富含的虾青素，是一种非常有效的抗氧化剂，能通过抑制血液凝结来降低血压。三文鱼中还含有丰富的维生素D，能促进机体对钙的吸收利用，预防骨质疏松。

推荐食谱 三文鱼蔬菜汤

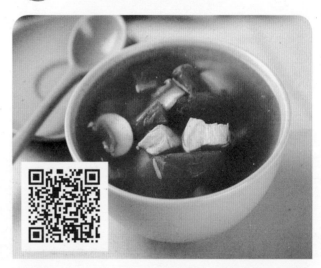

● **原料：** 三文鱼70克，西红柿85克，口蘑35克，芦笋90克

● **调料：** 盐、鸡粉各2克，胡椒粉适量

● **制作：**

①芦笋切小段，口蘑切薄片，西红柿去表皮，切小瓣；三文鱼切成丁，备用。

②三文鱼放入开水锅中，搅匀，煮至变色，放入切好的芦笋、口蘑、西红柿，搅拌匀。

③烧开后再煮约10分钟，加调料，搅匀，装碗即可。

专家点评 西红柿含有丰富的B族维生素，可保护心脏和血管；三文鱼含有较多的不饱和脂肪酸，能升高血液中高密度脂蛋白胆固醇。

三文鱼食疗方荟萃

关注"掌厨"——万道美食轻松学，百病消除保健康

更多三文鱼食疗方可在"掌厨"中找到

三文鱼金针菇卷、三文鱼炒饭、三文鱼沙拉、三文鱼豆腐汤、香煎三文鱼、三文鱼泥、茄汁香煎三文鱼、蔬菜三文鱼粥等经典菜例。

掌厨 用心做顿好饭

推荐食谱 家常蒸带鱼

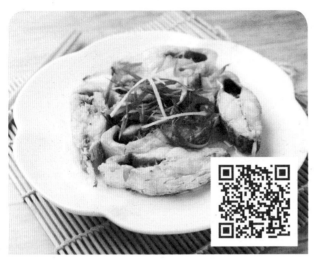

◑ **原料：** 带鱼肉350克，姜片、葱段、姜丝、葱丝、彩椒丝各少许

◑ **调料：** 盐2克，料酒7毫升

◑ **制作：**

①洗好的带鱼肉切块，装入碗中。

②放入葱段，加盐、料酒，拌匀，腌渍约10分钟，至其入味；蒸盘中放入腌好的带鱼，摆放整齐，待用。

③蒸锅上火烧开，放入蒸盘，用中火蒸约15分钟。

④取出，撒上姜丝、葱丝、彩椒丝即可。

专家点评 带鱼含有的镁元素，可预防高血压、心肌梗死等病症；且带鱼含有较多的多不饱和脂肪酸，可减少胆固醇的吸收，防治高脂血症。

带鱼食疗方荟萃

关注"掌厨"——万道美食轻松学，百病消除保健康

更多**带鱼**食疗方可在"掌厨"中找到

醋焖腐竹带鱼、马蹄木耳煲带鱼、芝麻带鱼、马蹄带鱼汤、葱香带鱼、带鱼南瓜汤、带鱼汤、黄芪带鱼粥、萝卜西红柿带鱼汤等经典菜例。

掌厨 用心做顿好饭

带鱼

保护心血管

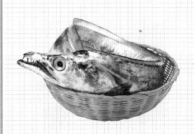

推荐烹调法：煮、蒸、烧、煎

对心脑血管病的功效

①带鱼含有较多的多不饱和脂肪酸，可使胆固醇酯化，降低血中胆固醇和三酰甘油，且能抗凝血和预防血栓的形成，起到预防心血管疾病的作用。

②带鱼中含有较多的镁元素，不仅可以维持正常的神经传导，还能很好地保护心血管，预防高血压、心肌梗死等病症。此外，带鱼含有丰富的优质蛋白，可为患者提供充足的营养。

鲈鱼

促进脂肪代谢

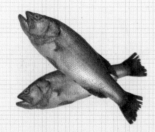

推荐烹调法：煮、蒸、烧

对心脑血管病的功效

①鲈鱼属常见的海鱼，其含有对人体有益的必需脂肪酸，富含优质蛋白质、维生素A、B族维生素、钙、镁、锌、硒等营养元素，是一道营养均衡的食材，可为心血管疾病患者供给必需氨基酸。

②鲈鱼中含铜，能保护心脏，维持脑及神经系统的正常功能，且铜是三酰甘油、胆固醇代谢中关键酶的组成成分。

推荐食谱 清蒸开屏鲈鱼

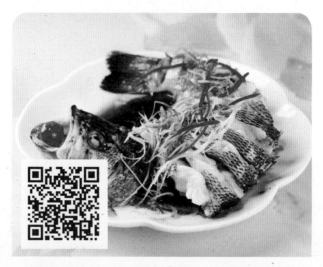

◎ **原料：** 鲈鱼500克，姜丝、葱丝、彩椒丝各少许

◎ **调料：** 盐2克，鸡粉2克，胡椒粉少许，蒸鱼豉油少许，料酒8毫升

◎ **制作：**

①鲈鱼去背鳍，切下鱼头，背部切一字刀，切相连的块状；装入碗中，放盐、鸡粉、胡椒粉，淋入少许料酒，抓匀，腌渍10分钟。

②腌好的鲈鱼摆成孔雀开屏的造型，大火蒸7分钟。

③撒上姜、葱、彩椒丝，浇上热油和蒸鱼豉油即可。

专家点评 鲈鱼有很高的营养价值，可为心血管疾病患者供给必需氨基酸；鲈鱼中的铜能保护心脏，可预防心脑血管疾病。

鲈鱼食疗方荟萃

关注"掌厨"——万道美食轻松学，百病消除保健康

更多**鲈鱼**食疗方可在"掌厨"中找到

柠香鲈鱼、剁椒蒸鲈鱼、橄榄菜蒸鲈鱼、鲈鱼嫩豆腐粥、白术陈皮鲈鱼粥、鲈鱼花菜粥、清炖枸杞鲈鱼汤、木瓜鲈鱼汤等经典菜例。

掌厨 用心做顿好饭

推荐食谱 果味酸奶

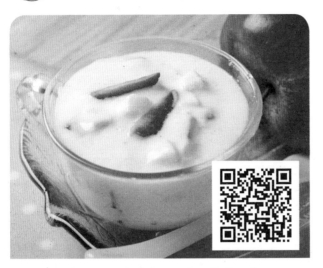

◀ 原料： 酸奶250毫升，苹果35克，草莓25克

◀ 制作：

①洗好的草莓切成小块；洗净的苹果去皮、去核切成小块，备用。

②将酸奶倒入碗中，放入切好的草莓、苹果；将食材搅拌均匀。

③把拌好的果味酸奶倒入玻璃杯中即可。

专家点评 苹果含有糖类、维生素、微量元素等营养成分，酸奶中含有较多的有益微生物，能够促进胃肠蠕动，降低人体对脂肪的吸收。

酸奶食疗方荟萃

关注"掌厨"——万道美食轻松学，百病消除保健康

更多**酸奶**食疗方可在"掌厨"中找到黄瓜苹果酸奶汁、酸奶水果杯、火龙果酸奶、核桃黑芝麻酸奶、酸奶水果沙拉、榛子腰果酸奶、芦荟酸奶、水果酸奶沙拉等经典菜例。

掌厨 用心做顿好饭

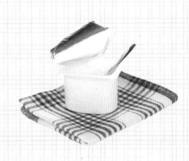

酸奶
改善肠道功能

推荐烹调法：生食、拌

对心脑血管病的功效

①酸奶能改善人体消化功能，且含有抑制体内合成胆固醇还原酶的活性物质，能促进胆固醇的代谢。此外，酸奶中的益生菌能减少肠胃对胆固醇的吸收，从而降低血脂，十分适合高血脂、动脉硬化患者食用。

②酸奶中还含有较多的肠道益生菌，可改善肠道功能，促进有毒、有害物质的排泄。此外，酸奶中的不饱和脂肪酸能改善血液循环。

莲子

治疗心律不齐

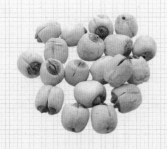

推荐烹调法：煮、炖

🍲 对心脑血管病的功效

①莲子含非结晶型生物碱，可降低血压，还具有显著的强心作用。此外，莲子芯所含生物碱具有显著的强心作用，莲芯碱则有抗心律失常的作用，是高血压、心脏病、冠心病等患者的食疗佳品。

②莲子中的钙、磷和钾含量非常丰富，能扩张外周血管，增加血流量，促进血液循环，可有效预防心血管疾病。

推荐食谱 ## 莲子马蹄羹

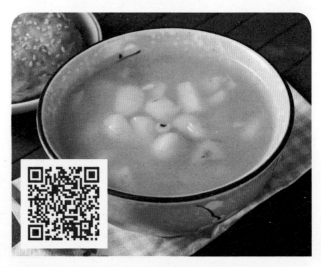

◖ **原料：** 水发莲子30克，马蹄50克，薏米少许

◖ **调料：** 冰糖、水淀粉各适量

◖ **制作：**

①锅中注入适量水烧热，倒入莲子和薏米，搅散，用大火煮30分钟至食材熟软。将洗净去皮的马蹄切成厚片，再切成小块。倒入切好的马蹄，搅拌片刻，加入备好的冰糖，搅拌片刻至完全溶化。

②倒入水淀粉，搅拌至材料裹匀，将煮好的甜汤盛出，装入碗中，放凉即可饮用。

专家点评 莲子和马蹄的营养价值都较高，能够增强心脏功能，改善血液循环。心血管疾病患者长期食用本品，可促进康复，增强免疫力。

莲子食疗方荟萃

关注"掌厨"——万道美食轻松学，百病消除保健康

更多莲子食疗方可在"掌厨"中找到

百合莲子绿豆浆、莲藕茯苓莲子煲、冬瓜莲子绿豆粥、枸杞红枣莲子银耳羹、莲子枸杞花生红枣汤、浮小麦莲子黑枣茶等经典菜例。

掌厨 用心做顿好饭

推荐食谱 芹菜葡萄梨子汁

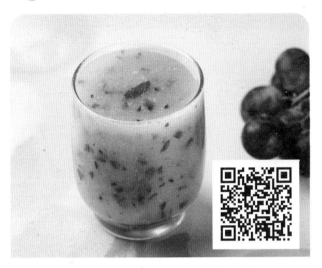

◐ **原料**：雪梨100克，芹菜60克，葡萄100克

◐ **制作**：

①洗净的芹菜切成粒。

②洗好的雪梨去皮，去核，切成小块。

③洗净的葡萄切成小块。

④取榨汁机，选择搅拌刀座组合，倒入切好的食材。

⑤加入适量矿泉水，盖上盖子，选择"榨汁"功能，榨取蔬果汁。

⑥揭开盖子，将榨好的蔬果汁倒入杯中即可。

 雪梨营养丰富，芹菜又能保护心脏，改善心血管循环，所以，食用本道膳食对心脑血管病患者非常有益，宜长期食用。

葡萄食疗方荟萃

关注"掌厨"——万道美食轻松学，百病消除保健康

更多葡萄食疗方可在"掌厨"中找到

葡萄胡萝卜汁、葡萄干果粥、番茄葡萄紫甘蓝汁、香蕉葡萄汁、葡萄青瓜番茄汁、葡萄干百合小米粥、葡萄干糙米羹等经典菜例。

掌厨 用心做顿好饭

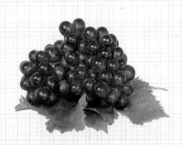

葡萄

预防脑血栓

推荐烹调法：生食、榨汁、煮

🥄 对心脑血管病的功效

①葡萄具有补益气血、益肝肾、强筋骨之功效，其中含有较多的活性物质，能很好地阻止血栓的形成，并且能降低人体血清胆固醇水平，降低血小板的凝聚力，是预防脑血栓、冠心病的较佳食材。

②葡萄还具有较强的抗氧化功效，俗称"抗氧化巨星"，能通过清除体内过多的自由基，阻止脂质过氧化，进而防止脂肪和三酰甘油阻塞血管。

猕猴桃

促进血液循环

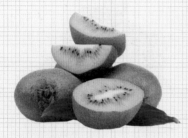

推荐烹调法：煮、炖、生食、榨汁

🍲 对心脑血管病的功效

①猕猴桃中所含的膳食纤维，有1/3是果胶，特别是皮和果肉接触部分。果胶可降低血清胆固醇浓度，预防心血管疾病。同时，果胶还能帮助消化，清除体内有害代谢物。

②猕猴桃中丰富的维生素C和矿物质，可抑制胆固醇在动脉内壁的沉积，从而防止动脉粥样硬化，促进血液循环，改善心血管功能，进而防治心脏病等心脑血管疾病。

推荐食谱 猕猴桃西蓝花青苹果汁

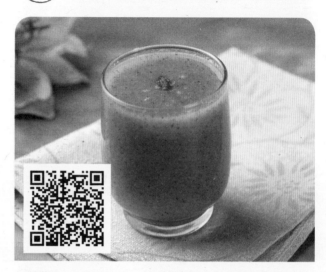

◐ **原料：** 猕猴桃80克，青苹果100克，西蓝花80克

◐ **调料：** 蜂蜜10克

◐ **制作：**

①青苹果、猕猴桃、西蓝花切小块。

②西蓝花倒入开水锅中，氽煮断生，捞出沥干。

③取榨汁机，倒入备好的食材，加入适量纯净水，盖上盖，选择"榨汁"功能，榨取蔬果汁。

④加适量蜂蜜，再次选择"榨汁"功能，搅拌均匀。

⑤揭盖，将榨好的蔬果汁倒入杯中，即可饮用。

专家点评 猕猴桃含有丰富的果胶，可降低血清胆固醇浓度；苹果中还含有较多的钾元素，能使多余的钠盐排出体外，从而降低血压。

猕猴桃食疗方荟萃

关注"掌厨"——万道美食轻松学，百病消除保健康

更多猕猴桃食疗方可在"掌厨"中找到

猕猴桃泥、芹菜猕猴桃梨汁、猕猴桃银耳羹、猕猴桃雪梨西米露、葡萄柚猕猴桃沙拉、芦荟猕猴桃汁、猕猴桃蛋饼、猕猴桃橙奶等经典菜例。

掌厨 | 用心做顿好饭

苹果梨香蕉粥

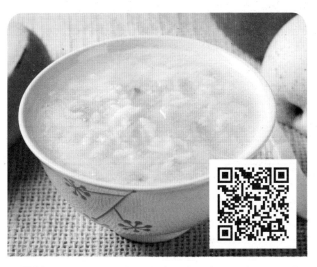

◀ **原料：** 水发大米80克，香蕉90克，苹果75克，梨60克

◀ **制作：**

① 将洗好的苹果去皮、去核，切成小丁；洗好的梨去皮，切成小丁；香蕉肉切成小丁块，再剁碎，备用。

② 锅中注水烧开，倒入洗净的大米，拌匀；盖上盖，烧开后用小火煮约35分钟至大米熟软。

③ 揭开盖，倒入切好的梨、苹果，再放入香蕉；搅拌片刻，用大火略煮。

④ 关火，盛出水果粥，装碗即可。

 专家点评 苹果、香蕉和梨都含有较多的维生素和矿物质，具有增强心脏功能、促进血液循环的作用，是心脑血管病的保健膳食。

梨子食疗方荟萃

关注"掌厨" ——万道美食轻松学，百病消除保健康

更多**梨子**食疗方可在"掌厨"中找到

鲜姜凤梨苹果汁、石榴梨思慕雪、木瓜雪梨菊花饮、苹果梨冬瓜紫薯汁、板栗雪梨米汤、胡萝卜梨汁、人参雪梨马蹄饮等经典菜例。

 掌厨 用心做顿好饭

梨子
增强心肌活力

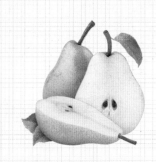

推荐烹调法： 生食、榨汁、炖、蒸

💧 对心脑血管病的功效

① 梨属于低脂肪、低热量的水果，具有养血生津、润肺去燥之功效。其含水量很高，且含有丰富的B族维生素，其能保护心脏、减轻疲劳、增强心肌活力、改善心脏的血液循环，非常适合心肌梗死患者食用。

② 梨的果肉含有丰富的果胶、葡萄糖和苹果酸等有机酸，还含有丰富的维生素C，具有防止脂质过度氧化的作用，可预防高血脂和高血压。

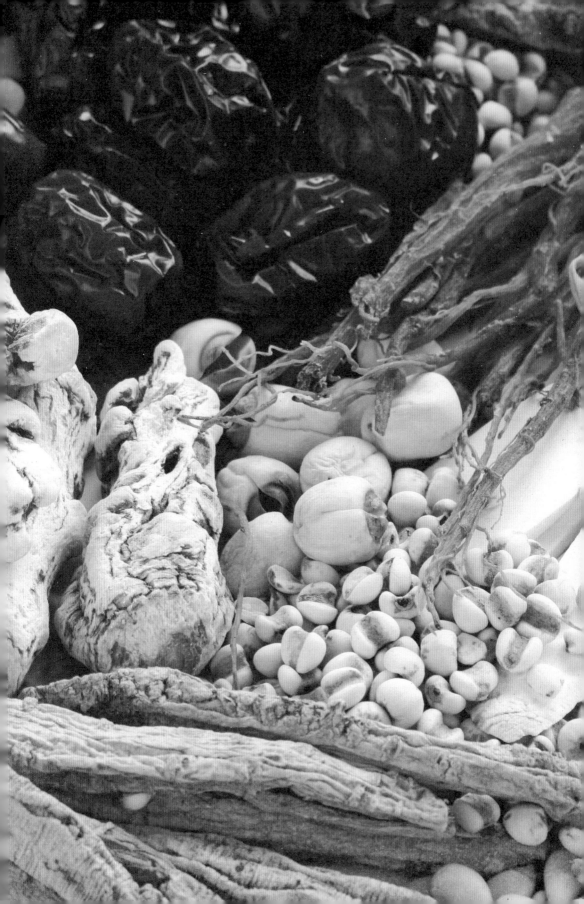

Part

3

甄选中药材，
远离心脑血管疾病

药膳，是我国传统饮食和中医食疗文化的结晶。中药与食材搭配制成药膳，可发挥其更好的防病治病作用。"寓医于食"，药借食力、食助药威，二者相辅相成，既可丰富饮食种类，又能强身健体、延年益寿。在日常饮食中，选择合理的药膳，对心脑血管病的防治具有积极的作用。

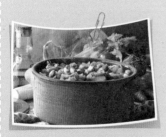
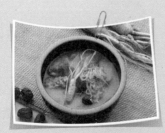
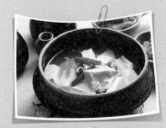

山楂

消食化积，活血化瘀

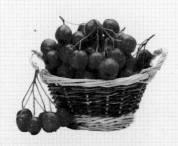

每日适用量：10～30克

🍲 对心脑血管病的功效

①山楂性微温，味酸、甘，归脾、胃、肝经，主要用于消食化积、行气散瘀，故有助于心脑血管病患者调节胃肠道功能。

②山楂能显著降低血清胆固醇及三酰甘油，有效防治动脉粥样硬化，扩张冠状动脉血管，降低心肌耗氧量，起到强心、预防心绞痛的作用。

❌ 食用禁忌

脾胃虚弱者慎服，孕妇不宜多食。

营养药膳 # 茯苓山楂炒肉丁

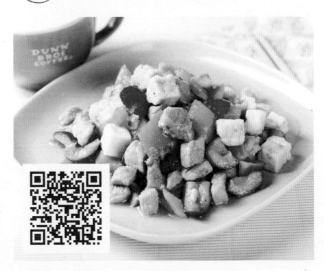

🔹 **原料：** 猪瘦肉150克，山楂30克，茯苓15克，彩椒40克，姜片、葱段各少许

🔹 **调料：** 盐、鸡粉、料酒、水淀粉、食用油各适量

🔹 **制作：**

①彩椒、山楂分别切成小块；猪瘦肉切丝，装入碗中，加入盐、鸡粉、水淀粉、食用油，腌渍10分钟。

②开水锅中，倒入茯苓、彩椒、山楂，煮至断生后捞出。

③热锅注油，爆香姜片、葱段，放肉丝、料酒，倒入焯好的食材，加盐、鸡粉、水淀粉调味，盛出即可。

专家点评 茯苓能养心安神；山楂具有增大心脏收缩幅度及增加冠状动脉血流量的作用。常服此例药膳，对老年性心脏病有一定的疗效。

山楂药膳方荟萃

关注"掌厨"——万道美食轻松学，百病消除保健康

更多**山楂**药膳方可在"掌厨"中找到

南瓜西红柿山楂煲瘦肉、荷叶山楂薏米茶、黑米党参山楂粥、人参山楂粥、双花山楂茶、香菇柿饼山楂汤等经典药膳。

掌厨｜全球最大的视频厨房

营养药膳 决明子海带汤

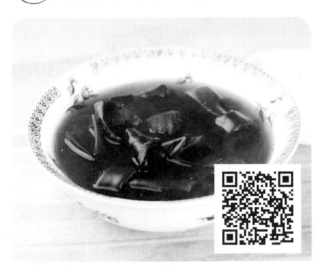

- **原料：** 决明子16克，海带150克

- **调料：** 盐、鸡粉各2克

- **制作：**

①将洗净的海带切块，卷成长条状，再打成海带结备用；砂锅中注入适量水烧开。

②倒入洗净的决明子，放入海带结。

③盖上盖子，烧开后用小火煮20分钟，至食材熟透。

④揭盖，放入盐、鸡粉，搅匀调味。

⑤关火后将煮好的汤料盛出，装入碗中即可。

专家点评 海带中的藻胶酸和氨酸有降低血清胆固醇的作用；与决明子同食，能有效降低血压、胆固醇，减少心脑血管疾病发生的概率。

决明子药膳方荟萃

关注"掌厨"——万道美食轻松学，百病消除保健康

更多**决明子**药膳方可在"掌厨"中找到

决明子灵芝降脂茶、山楂决明子荷叶汤、首乌决明子冬瓜茶、决明子菊花粥、枸杞叶决明子肉片汤、决明子枸杞菊花茶等经典药膳。

掌厨 全球最大的视频厨房

决明子

降压抗菌，润肠通便

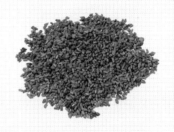

每日适用量：4.5~9克

🍲 对心脑血管病的功效

①决明子性微寒，味甘、咸，归肝、大肠经，主要用于清热明目、润肠通便，能改善脑卒中引起的头痛、眩晕等症状。

②决明子具有降压、抗菌和降低胆固醇含量的作用；所含大黄素葡萄糖苷、大黄素蒽酮、大黄素甲醚还有强心作用，对心脑血管疾病患者有一定的作用。

❌ 食用禁忌

孕妇忌服，脾胃虚寒、气血不足者不宜服用。

荷叶

降压减脂，升发清阳

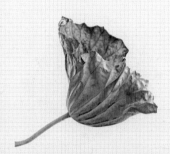

每日适用量：5~10克

🥄 对心脑血管病的功效

①荷叶性平，味涩、微咸。长期食用能降低出血性脑卒中的发生率。

②荷叶中的莲碱、原荷叶碱以及维生素C、多糖等，能降血压、降血脂，对心肌梗死、肥胖有一定作用，能有效防治心脑血管疾病；同时，荷叶含有的黄酮类物质能清除自由基，减少体内游离的嘌呤含量。

❌ 食用禁忌

体瘦、气血虚弱者慎服。

营养药膳 山楂决明子荷叶汤

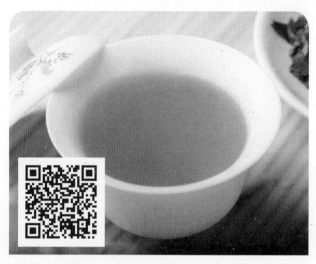

◑ **原料**：新鲜山楂60克，决明子7克，荷叶5克

◑ **制作**：

①洗好的山楂切开，去核。

②砂锅中注入适量的水烧开，放入洗净的决明子和荷叶。

③倒入切好的山楂，盖上盖，用小火煮15分钟，至其析出有效成分。

④揭开盖，搅拌片刻，将煮好的茶水滤入杯中即可。

 专家点评 山楂具有增大冠状动脉血流量的作用；荷叶能降脂减肥。常服用此例药膳，对预防动脉粥样硬化等血管疾病有良好的效果。

荷叶药膳方荟萃

关注"掌厨"——万道美食轻松学，百病消除保健康

 更多荷叶药膳方可在"掌厨"中找到荷叶薏米茶、荷叶丹参山楂茶、决明子玫瑰荷叶茶、荷叶绿茶、荷叶茯苓茶、荷叶鸡、荷叶蒸排骨、南瓜莲子荷叶粥等经典药膳。

掌厨 | 全球最大的视频厨房

葛根粉核桃芝麻糊

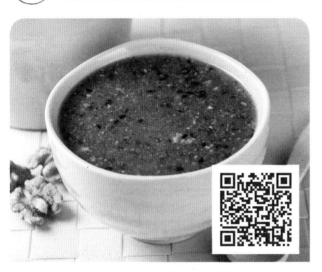

◐ **原料：** 黑芝麻40克，核桃仁45克，葛根粉20克

◐ **调料：** 白糖适量

◐ **制作：**

① 炒锅烧热，倒入黑芝麻、核桃仁，中火炒干。

② 选择干磨刀座组合，放黑芝麻、核桃仁，磨成细粉，待用；葛根粉装入小碟中，加水调匀，待用。

③ 锅中注水烧开，倒入芝麻核桃粉；加白糖，煮至溶化；倒入调好的葛根粉，煮至糊状。

④ 关火后盛出煮好的芝麻糊，装入碗中即可。

专家点评

黑芝麻营养丰富，具有补肝肾、填脑髓等功效；葛根能改善心肌的氧代谢，两者同食，能降低血清胆固醇含量，预防血管疾病。

葛根药膳方荟萃

关注"掌厨"——万道美食轻松学，百病消除保健康

更多葛根药膳方可在"掌厨"中找到

葛根玉米鸡蛋饼、葛根茶、葛根猪骨汤、百合葛根粳米粥、玉米葛根蛋花汤、玉竹葛根茶等经典药膳。

掌厨 | 全球最大的视频厨房

葛根

扩冠减阻，生津止泻

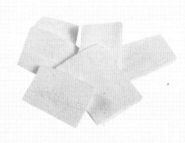

每日适用量：4.5～9.0克

🍵 对心脑血管病的功效

① 葛根性凉，味甘、辛，归脾、胃经，具有解肌退热、生津止渴的功效，对于内热消渴、口渴多饮者，有良好的食疗功效。

② 葛根中的总黄酮和葛根素能明显地扩张冠状动脉，直接松弛血管平滑肌，改善脑部血液循环，对高血压引起的头痛、眩晕及腰酸症状有缓解作用。

❌ 食用禁忌

低血压和心动过缓患者，应谨慎使用。

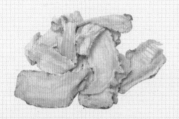

当归

抗动脉硬化，活血止痛

每日适用量：5～15克

🍵 对心脑血管病的功效

①当归性温，味甘、辛，归肝、心、脾经，能预防脑卒中恢复期患者长期卧床引发的便秘。

②当归具有抗缺氧、调节机体免疫功能、补血活血、抑菌的作用，对脑卒中引起的不省人事、口吐白沫、产后风瘫有良好的改善作用；其还具有抗动脉硬化的功效，能降低心脑血管疾病发生的概率。

❌ 食用禁忌

脾胃病、厌食者均禁用。

营养药膳

当归山药排骨汤

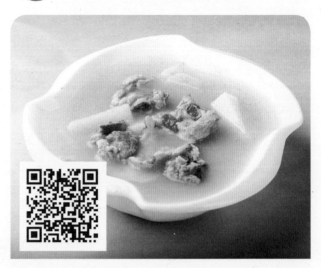

🥄 **原料：** 排骨段300克，山药200克，当归8克，姜片、枸杞各少许

🥄 **调料：** 盐、鸡粉各2克，料酒5毫升

🥄 **制作：**

①排骨段倒入沸水锅中，淋入料酒，略煮后捞出。

②砂锅中注水烧开，倒入排骨段、当归、姜片、枸杞和切好的山药块；煮沸后用小火煮约30分钟。

③加入盐、鸡粉调味，转中火续煮片刻，至汤汁入味；关火后盛出煮好的排骨汤即成。

专家点评

当归能抗血栓，山药具有补脾健胃的功效，常服用此药膳，不仅能抗动脉硬化、对抗心肌缺血，而且还能润肠通便。

当归药膳方荟萃

关注"掌厨"——万道美食轻松学，百病消除保健康

更多当归药膳方可在"掌厨"中找到

当归桂圆茶、当归玫瑰土鸡汤、当归丹参粥、当归黄芪核桃粥、枸杞黄芪当归瘦肉汤、人参当归山药煲乌鸡等经典药膳。

掌厨 全球最大的视频厨房

营养药膳 淡菜何首乌鸡汤

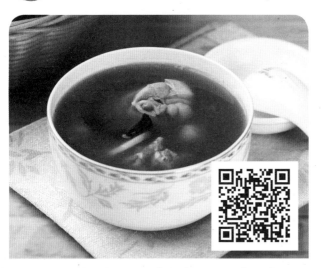

◐ **原料：** 淡菜50克，何首乌10克，陈皮7克，鸡腿180克，姜片少许

◐ **调料：** 料酒10毫升，鸡粉2克，盐适量

◐ **制作：**

①砂锅中倒水烧开，放入氽过水的鸡腿，加入淡菜、何首乌、陈皮，撒入姜片，淋入料酒。

②盖上盖，烧开后用小火续煮30分钟，至食材熟透。

③揭盖，放入盐、鸡粉，搅拌片刻，至食材入味。

④关火后盛出煮好的汤料，装入碗中即可。

 专家点评 淡菜能补肝肾、养经血，与何首乌同食，可使骨髓造血干细胞明显增加，有补血的功效，亦可延缓动脉粥样硬化的形成和发展。

何首乌药膳方荟萃

关注"掌厨"——万道美食轻松学，百病消除保健康

更多何首乌药膳方可在"掌厨"中找到

何首乌黑豆桂圆煲鸡、何首乌黑豆煲鸡爪、茶树菇首乌瘦肉汤、首乌决明子冬瓜茶、首乌泽泻丹参茶、首乌枸杞炖鹌鹑等经典药膳。

掌厨 全球最大的视频厨房

何首乌

降脂补肝，益精生血

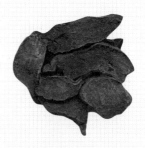

每日适用量：10～30克

🥄 **对心脑血管病的功效**

①何首乌性温，味苦涩，苦补肾、温补肝，为滋补良药，对因血虚引起的头昏目眩、心悸、失眠等心脑血管疾病症状，有缓解作用。

②何首乌中的何首乌醇提取物可抑制血浆总胆固醇、三酰甘油、游离胆固醇和胆固醇酯的升高，延缓动脉粥样硬化的形成与发展。

❌ **食用禁忌**

大便清泄及有湿痰者不宜食用。

玉竹

调节血糖，养阴生津

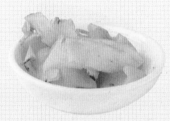

每日适用量：6~12克

对心脑血管病的功效

①玉竹性微寒，味甘，归肺、胃经，主治热病伤阴、虚热燥咳的心脏病、糖尿病等症。

②玉竹对垂体后叶素引起的急性心肌缺血有一定的保护作用；对血压、血糖有双向调节作用；且对高三酰甘油血症有一定的治疗作用；对动脉粥样硬化斑块的形成有缓解作用。

❌ 食用禁忌

痰湿内蕴、中寒便溏者均不宜食用。

营养药膳 玉竹烧胡萝卜

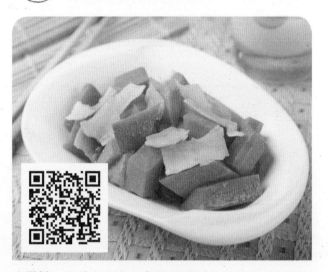

◉ **原料：** 胡萝卜85克，高汤300毫升，玉竹少许

◉ **调料：** 盐、鸡粉各2克，食用油适量

◉ **制作：**

①玉竹切成小段，去皮的胡萝卜切条形，备用。

②用油起锅，倒入胡萝卜，炒匀炒香，注入高汤，倒入玉竹，搅匀。

③盖上盖，烧开后用小火煮约10分钟至熟。

④揭开盖，加入盐、鸡粉调味，大火炒至汤汁收浓。

⑤关火后盛出锅中的菜肴，装盘即可。

 专家点评

胡萝卜富含维生素，玉竹含有类黄酮物质，常服用此例药膳，对血压、血糖的调控作用明显，可有效防治心脑血管疾病。

玉竹药膳方荟萃

关注"掌厨" ——万道美食轻松学，百病消除保健康

更多**玉竹药膳方**可在"掌厨"中找到

玉竹山药黄瓜汤、百合玉竹粥、玉竹泡白菜、玉竹板栗煲排骨、玉竹石斛粥、胖大海薄荷玉竹饮等经典药膳。

掌厨 | 全球最大的视频厨房

营养药膳 丹参山楂三七茶

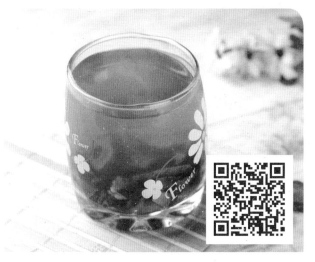

◉ 原料：山楂20克，丹参15克，三七10克

◉ 制作：

① 山楂、丹参、三七洗净，备用。

② 砂锅中注入适量的水烧开，放入备好的药材，搅拌均匀。

③ 盖上盖，待煮沸后用小火煮约15分钟，至其析出有效成分。

④ 揭盖，搅拌匀，略煮片刻，关火后盛出药茶。

⑤ 装入杯中，趁热饮用即可。

专家点评 三七有活血化瘀的功效；丹参能增加心肌血氧供应。常服用此例药膳，可清除血管自由基、改善心肌缺血，有助于降低血压。

丹参药膳方荟萃

关注"掌厨"——万道美食轻松学，百病消除保健康

更多**丹参**药膳方可在"掌厨"中找到

丹参黄芪枸杞茶、银花丹参饮、丹参芹菜粥、丹参三七炖鸡、车前子丹参冬瓜皮茶、首乌泽泻丹参茶等经典药膳。

掌厨 | 全球最大的视频厨房

丹参

扩冠抗凝，养血安神

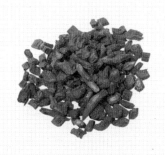

每日适用量：5~15克

🥄 对心脑血管病的功效

① 丹参性微寒，味苦，归心、肝经，对于心肌缺血引发的心绞痛有明显地改善作用。

② 丹参能扩张冠脉，增加冠脉血流量，改善心肌缺血，促进心肌损伤的恢复，缩小心肌梗死范围，降低血液黏度，抑制血小板的凝血功能，促进纤维蛋白原溶解，对抗血栓形成。

❌ 食用禁忌

服用抗凝结药物的心脏病病人慎用丹参。

灵芝

调控血糖，补气安神

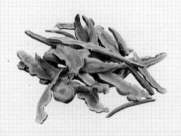

每日适用量：6~12克

🥄 对心脑血管病的功效

①灵芝性平，味甘，归心、肺、肝、肾经，具有补气安神、止咳平喘的功效，为心脑血管病患者恢复期的补益佳品。

②灵芝可明显降低胆固醇，改善血糖、尿糖等；亦可有效地扩张冠状动脉，增加冠脉血流量，增强心肌氧和能量的供给，可广泛用于冠心病、心绞痛等症的预防和治疗。

❌ 食用禁忌

对灵芝过敏者不宜食用。

营养药膳 灵芝红枣瘦肉汤

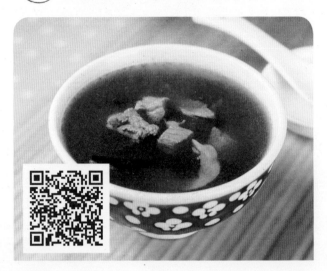

🍴 **原料**：猪瘦肉300克，红枣15克，玉竹10克，灵芝20克

🍴 **调料**：盐2克

🍴 **制作**：

①洗净的猪瘦肉切条，改切成丁，备用。

②砂锅中注入水烧开，放入瘦肉丁，倒入洗净的红枣、玉竹、灵芝，拌匀。

③盖上盖，烧开后用小火煮40分钟，至食材熟透。

④揭盖，加入盐调味，略煮片刻，至食材入味。

⑤关火后将煮好的汤料盛出，装入碗中即可。

 专家点评

红枣所含的芦丁，能使血管软化、降低血压；灵芝能抑制脂肪酸。常服用此例药膳，有助于预防动脉粥样硬化斑块形成。

灵芝药膳方荟萃

关注"掌厨"——万道美食轻松学，百病消除保健康

掌厨 全球最大的视频厨房

更多灵芝药膳方可在"掌厨"中找到

灵芝天麻茶、灵芝茯苓炖乌龟、灵芝莲子百合粥、黑豆灵芝茶树菇鸡汤、灵芝元气饮、决明子灵芝降脂茶等经典药膳。

营养药膳 黄芪猴头菇鸡汤

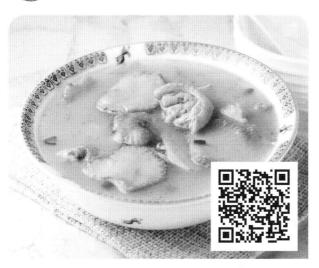

● **原料：** 鸡肉块600克，黄芪10克，水发猴头菇60克，姜片、葱花各少许

● **调料：** 料酒20毫升，盐3克，鸡粉2克

● **制作：**

①猴头菇切片，鸡肉块倒入开水锅中，略煮后捞出。

②砂锅中注入水烧开，倒入鸡肉块、黄芪、猴头菇，淋入少许料酒，烧开后用小火炖1小时，至食材熟透。

③加入盐、鸡粉调味，拌匀，略煮至入味；关火后把煮好的汤料盛入碗中，撒上葱花即可。

专家点评
猴头菇有利五脏、助消化、滋补身体等功效，与黄芪同食，具有补气固表、增强免疫力、降血压、调节血糖的作用。

黄芪药膳方荟萃

关注"掌厨"——万道美食轻松学，百病消除保健康

更多**黄芪**药膳方可在"掌厨"中找到黄芪枸杞炖甲鱼、黄芪茯苓粥、补气黄芪牛肉汤、鸡血藤黄芪大枣汤、黄芪枸杞鸡丝、黄芪苦荞茶等经典药膳。

掌厨｜全球最大的视频厨房

黄芪

扩冠降压，补气升阳

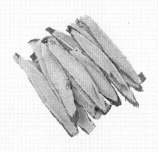

每日适用量：9～30克

🍲 对心脑血管病的功效

①黄芪性微温，味甘，归肺、脾、肝、肾经，具有健脾补中、益卫固表的功效。中风患者气虚而致血滞，筋脉失养，宜常用本品补气以行血。

②黄芪不仅具有增强机体免疫功能、调节血糖含量的作用，还能扩张冠状动脉、改善心肌供血的进程，对于高血压、缺血性心脏病患者有良好的疗效。

❌ 食用禁忌

骨蒸、痨热之人忌用。

五味子

扩管降压，涩精止泻

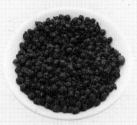

每日适用量：3~6克

🍵 对心脑血管病的功效

①五味子性温，味酸、甘，归肺、心、肾经，能提高心脑血管疾病患者的睡眠质量。

②五味子能加强和调节心肌细胞和心脏、肾脏小动脉的能量代谢，改善心肌的营养和功能，能增加心输出量，起到扩充血管、降低血压的作用，对预防心脑血管疾病有良好的作用。

❌ 食用禁忌

外有表邪、内有实热或咳嗽初起、痧疹初发者忌服。

营养药膳 **五味子核桃糊**

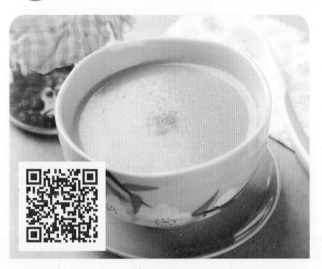

◐ 原料：五味子5克，核桃粉30克

◐ 调料：蜂蜜少许

◐ 制作：

①锅中注入水烧开，放入五味子。

②盖上锅盖，煮约10分钟，至其析出有效成分后揭开锅盖，捞出五味子。

③在核桃粉中加入水，拌匀，倒入锅中，拌匀。

④盖上锅盖，烧开后用中火煮至熟；揭开锅盖，放入蜂蜜，拌煮片刻至食材入味，关火后盛入碗中即可。

 核桃具有补血、养神的功效，与五味子同食，不仅能改善心肌细胞、增强心肌功能，还能保肝护肾、生津、涩精、增强免疫力。

五味子食疗方荟萃

关注"掌厨"——万道美食轻松学，百病消除保健康

掌厨 全球最大的视频厨房

更多五味子药膳方可在"掌厨"中找到

人参五味子粥、核桃枸杞五味子饮、地黄麦冬五味子饮、菟丝子五味子茶、山茱萸五味子茶、五味子桂圆粥等经典药膳。

营养药膳 黄精瘦肉汤

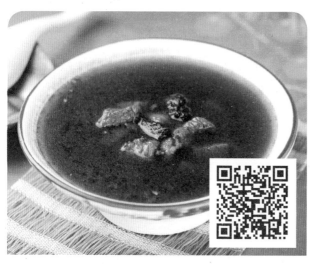

◐ 原料：黄精20克，猪瘦肉200克，姜片、葱花各少许

◐ 调料：盐、鸡粉各2克，料酒8毫升

◐ 制作：

①将猪瘦肉切成丁，备用。

②砂锅中注入水烧开，倒入黄精、瘦肉丁，淋入料酒，搅拌匀，放入姜片。

③盖上盖，烧开后用小火炖30分钟，至食材熟透。

④揭盖，放入盐、鸡粉，煮至全部食材入味。

⑤关火后盛出汤料，装入碗中，撒上葱花即可。

 专家点评　黄精含有多糖和氨基酸，具有降血压、降血糖、降血脂、防止动脉粥样硬化的功效，本品适合心脑血管疾病伴糖尿病患者食用。

黄精药膳方荟萃

关注"掌厨"——万道美食轻松学，百病消除保健康
更多黄精药膳方可在"掌厨"中找到

天麻黄精炖乳鸽、山楂黄精糙米饭、黄精党参炖鸡仔、黄精首乌桑寄生茶、肉苁蓉黄精骨头汤、桂圆枸杞黄精炖鸽蛋等经典药膳。

 掌厨 全球最大的视频厨房

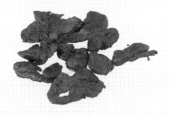

黄精

扩冠降脂，滋肾填精

每日适用量：9~15克

🍵 **对心脑血管病的功效**

①黄精性平，味甘，归脾、肺、肾经，可缓解因精血不足、内热消渴而引起的头晕、耳鸣、烦渴、易疲劳等症状。

②黄精能增加冠脉流量，对心肌缺血有作用，并能降低血脂，从而减轻冠状动脉粥样硬化程度，减缓冠心病的进展；其水溶液还有降低血压的作用，是防治心脑血管疾病的佳品。

❌ **食用禁忌**

中寒泄泻、痰湿气滞者忌服。

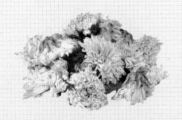

菊花

疏散风热，平抑肝阳

每日适用量：5~10克

🍵 对心脑血管病的功效

①菊花性微寒，味辛、甘，归肺、肝经，具疏散风热、平抑肝阳、清热解毒的功效，能明显改善因肝阳上亢引起的脑卒中眩晕、头痛的症状。

②菊花能显著扩张冠状动脉、增加冠状动脉流量和提高心肌耗氧量。另外，菊花制剂还能抑制局部毛细血管通透性。

❌ 食用禁忌

凡阳虚或头痛而恶寒者均忌用。

营养药膳 菊花水果茶

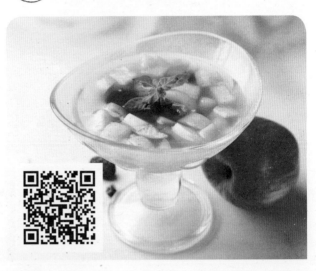

🔹 **原料：** 苹果100克，红枣20克，菊花10克

🔹 **调料：** 冰糖适量

🔹 **制作：**

①将菊花清洗干净，沥干水分，放入碟子中，待用。

②红枣取果肉切小块，苹果取果肉切小块。

③汤锅置火上，倒入红枣和菊花，注入水，烧开后用小火煮约15分钟，倒入苹果，搅拌匀。

④小火续煮约10分钟，揭盖，撒上冰糖，拌匀，转中火煮至溶化；关火后盛出煮好的水果茶即成。

 专家点评 菊花能有效增加血管弹性，苹果可以提高人体免疫力。常服用此药膳，对高血压病引起的头晕、目眩、耳鸣等有较好的疗效。

菊花药膳方荟萃

关注"掌厨"——万道美食轻松学，百病消除保健康

掌厨 全球最大的视频厨房

更多菊花药膳方可在"掌厨"中找到菊花枸杞瘦肉粥、茯苓芝麻菊花瘦肉汤、菊花山楂绿茶、菊花茶、木瓜雪梨菊花饮、菊花普洱茶、罗汉果菊花糙米粥等经典药膳。

营养药膳 杜仲灵芝银耳汤

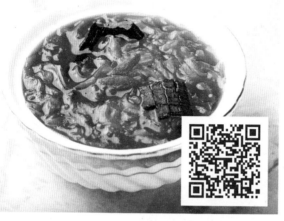

⚫ **原料：** 水发银耳100克，灵芝10克，杜仲5克

⚫ **调料：** 冰糖12克

⚫ **制作：**

①将银耳切小块，备用。

②砂锅中注入水烧开，倒入灵芝、杜仲，放入银耳。

③盖上盖，煮沸后用小火煮约30分钟，至食材熟透后揭盖，加入冰糖，搅拌匀。

④用中火续煮一会儿，至糖分完全溶化。

⑤关火后盛出煮好的银耳汤，待稍微冷却后即可饮用。

专家点评

银耳具有强精补肾、润肠益胃、补气和血的功效，与杜仲同食，能有效改善因高血压引起的头晕头痛、身体困重等症状。

杜仲药膳方荟萃

关注"掌厨"——万道美食轻松学，百病消除保健康

更多杜仲药膳方可在"掌厨"中找到

杜仲黑豆排骨汤、杜仲枸杞炖鸡、杜仲银杏叶茶、夏枯草杜仲茶、杜仲桂枝粥、杜仲灵芝银耳汤、党参杜仲糯米粥等经典药膳。

掌厨 | 全球最大的视频厨房

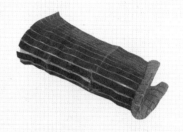

杜仲

降脂减压，强筋健骨

每日适用量：10~15克

💧 **对心脑血管病的功效**

①杜仲性温，味甘，归肝、肾经，对改善脑卒中后半身不遂的情况有很好的食疗价值。

②杜仲具有清除体内垃圾，加强人体细胞物质代谢，防止肌肉骨骼老化，平衡人体血压，分解体内胆固醇，降低体内脂肪，恢复血管弹性，利尿清热，兴奋中枢神经，提高人体免疫力等药理作用。

❌ **食用禁忌**

内热、精血燥者禁用。

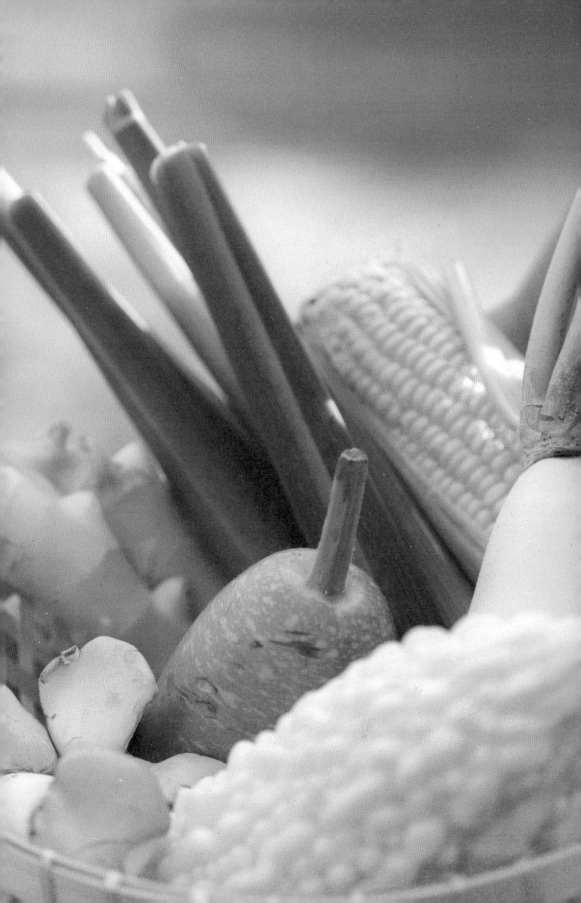

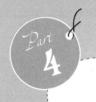

对症食疗，
常见心脑血管病放心吃

随着心脑血管病发病人群日趋年轻化，心脑血管病已经严重威胁到人类的健康。如何防治心脑血管病，如何防止心脑血管病恶化，成了人们不能忽视的问题。心脑血管疾病有多种，针对不同的疾病，应采用不同的调理食谱，并把握好各种病的调理要点。

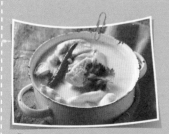

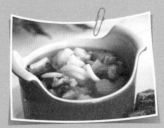

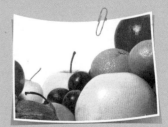

动脉粥样硬化

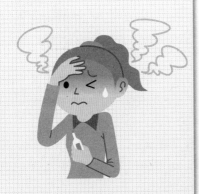

动脉粥样硬化是动脉硬化的血管病中最常见、最严重的一种，由于在动脉内膜积聚的脂质外观呈黄色粥样，因此称为动脉粥样硬化。各种动脉硬化的共同特点是动脉管壁增厚变硬、失去弹性和管腔缩小。动脉粥样硬化在临床上多见于40岁以上的中老年人。血脂异常、高血压、糖尿病、吸烟、遗传等都是导致动脉粥样硬化的危险因素。

典型症状

动脉粥样硬化的表现决定于血管病变及受累器官的缺血程度。动脉粥样硬化早期没有明显的症状，病情在隐匿状态下潜伏发展；中期的患者有心悸、胸痛、胸闷、头晕、四肢凉麻、视力降低、失眠多梦等症状，不同的患者症状不同，一般表现为脑力与体力衰退；晚期则可发生心绞痛、心肌梗死、心律失常，甚至猝死。

饮食原则

①控制热量的摄入。动脉粥样硬化患者在日常饮食中应适当限制糖类的摄入，适当选择食用粗杂粮、新鲜的蔬菜、水果等。

②增加饮食中的膳食纤维含量。可以多吃豆制品、绿叶蔬菜等膳食纤维含量较多的食物，以增加排便量，使胆固醇从粪便中及时排出，起到降低胆固醇含量的作用。

③宜选用低胆固醇、低脂肪的食物。动脉粥样硬化的患者宜避免食用过多的动物性脂肪和胆固醇含量较高的食物，如肥肉、蛋黄、鱼子、猪肾等动物内脏，而应该多选用鱼、瘦肉等蛋白质含量高，且脂肪含量低的食物。

④忌暴饮暴食。暴饮暴食易诱发心绞痛或心肌梗死；并发有高血压或心力衰竭者，应同时限制食盐量。

日常保健

①合理安排生活。注意劳逸结合，保持充足睡眠；生活要有规律，保持心情愉快。

②适当运动。适当运动能改善血液循环，减少脂类物质在血管内沉积，但运动强度应以不过度增加心脏负担、无不适感为原则。

③戒烟限酒。可饮少量低度酒，以提高体内的高密度脂蛋白，有助于预防动脉硬化的发生。

④适量进行体力劳动。运动量应根据患者的身体情况、运动习惯和心脏功能状态而定。

调理食谱 西红柿生鱼豆腐汤

◐ **原料：** 生鱼块500克，西红柿100克，豆腐100克，姜片、葱花各少许

◐ **调料：** 盐3克，鸡粉3克，料酒10毫升，胡椒粉少许，食用油适量

◐ **制作：**

①洗净的豆腐切成块；洗好的西红柿切成瓣，备用。

②用油起锅，放入姜片，爆香；倒入洗净的生鱼块，煎出香味。

③淋入料酒，加入开水；加入盐、鸡粉，倒入西红柿，放入豆腐。

④盖上盖，用中火煮3分钟至入味；揭开锅盖，放入胡椒粉，拌匀。

⑤关火后盛出煮好的汤，装入碗中，撒入少许葱花即可。

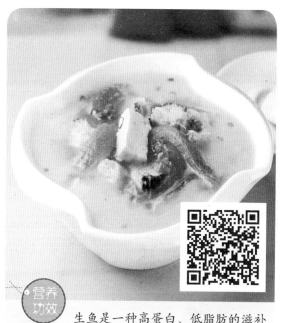

营养功效 生鱼是一种高蛋白、低脂肪的滋补食品；豆腐富含卵磷脂，可降低胆固醇，软化血管。故本品适合动脉硬化患者食用。

调理食谱 雪梨拌莲藕

◐ **原料：** 莲藕200克，雪梨180克，枸杞、葱花各少许

◐ **调料：** 白糖7克，白醋11毫升，盐3克

◐ **制作：**

①去皮的莲藕切成片；去皮的雪梨去核，再切成片，备用。

②锅中注水烧开，加入少许白醋和盐。

③再倒入藕片，搅匀，煮约1分钟；放入切好的雪梨，再焯一会儿，捞出食材，备用。

④将焯好的藕片和雪梨片倒入碗中，放入葱花、枸杞。

⑤加入白糖、剩余的盐和白醋，搅拌至食材入味。

⑥将拌好的食材盛出，装入盘中即可。

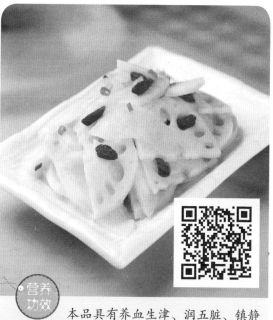

营养功效 本品具有养血生津、润五脏、镇静安神等功效，且富含钾、维生素，对动脉硬化和高血压患者有较好的食疗作用。

冠心病

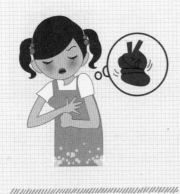

冠心病是冠状动脉粥样硬化性心脏病的简称，是指冠状动脉粥样硬化使血管腔狭窄或阻塞，或（和）因冠状动脉功能性改变（痉挛）导致心肌缺血、缺氧或坏死而引起的心脏病。冠心病的发作常常与季节变化、情绪激动、体力活动增加、饱食、大量吸烟和饮酒等有关，其诱因还有可能是血脂异常、肥胖、高血压、高血糖、痛风等。

典型症状

冠心病主要表现为突感心前区疼痛，多为发作性绞痛或压榨痛，也可为憋闷感。疼痛从胸骨后或心前区开始，向上放射至左肩、臂，甚至小指和无名指。该病有时候也表现为心悸、原发性心脏骤停、心律失常等。胸痛可出现在安静状态下或夜间，由冠状动脉痉挛所致。

饮食原则

①控制胆固醇摄入。高胆固醇是诱发冠心病的重要原因。每天摄入的胆固醇不能超过300毫克，限制对动物内脏、脑、蛋黄等的摄入。

②限制脂肪摄入。脂肪的摄入应适量，以摄入不饱和脂肪酸为主，适当食用瘦肉、家禽、鱼类。

③控制蛋白质的摄入量。蛋白质不易消化，会加快新陈代谢，增加心脏的负担，所以在摄入蛋白质的时候，应以优质蛋白为主，如牛奶、鱼类等。

④控制糖类摄入。糖类在体内可转化生成脂肪，引起肥胖，并使血脂升高。

⑤补充维生素和矿物质。多吃蔬菜和水果有益于心脏，并且能补充冠心病患者所需的维生素及无机盐。

⑥杜绝烟酒。饮食宜清淡、低盐，不要食用辛辣刺激的食物，尽量以植物油为食用油。

日常保健

①冠心病患者应进行力所能及的体育锻炼，如散步、体操、慢跑等，以增强心脑功能，增加冠状动脉血流并建立侧支循环。

②起居有规律，睡眠要充足，心境要平稳，勿大喜大悲、忧愁郁闷。

③避免过度劳累和精神紧张；日温差变化大时，注意保暖。

④控制体重。肥胖者要设法减肥，不宜经常饱食，宜通过锻炼来减轻体重，使体重达到较理想水平。

调理食谱 山药黑豆粥

◉ 原料： 小米70克，山药90克，水发黑豆80克，水发薏米45克，葱花少许

◉ 调料： 盐2克

◉ 制作：

① 山药去皮切片，再切条，改切成丁。

② 锅中注入适量水，用大火烧开，倒入黑豆、薏米，用锅勺搅拌均匀。

③ 倒入小米，将食材快速搅拌均匀。

④ 盖上锅盖，烧开后用小火煮30分钟，至熟软，揭开锅盖，放入山药。

⑤ 搅拌均匀，盖上盖，续煮15分钟，至全部食材熟透。

⑥ 揭开锅盖，放入盐，拌匀至入味，将粥盛出，放上葱花即可。

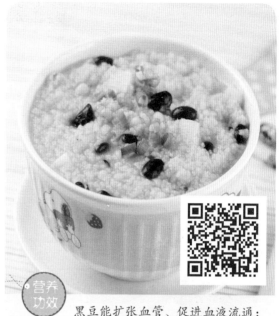

营养功效　黑豆能扩张血管、促进血液流通；山药含有黏液蛋白及微量元素，能防止血脂在血管壁沉积，预防心血管疾病。

调理食谱 海带黄豆鱼头汤

◉ 原料： 鲢鱼头200克，海带70克，水发黄豆100克，姜片、葱花各少许

◉ 调料： 盐、鸡粉各2克，料酒5毫升，胡椒粉、食用油各适量

◉ 制作：

① 将洗净的海带切成小块。

② 用油起锅，放姜片、鲢鱼头，煎出焦香味；翻面，煎至鱼头焦黄。

③ 把煎好的鱼头盛出，装入盘中，待用。

④ 砂锅中注水烧开，放入黄豆。

⑤ 倒入海带，淋料酒；盖上盖，用大火烧开，转小火炖20分钟，至熟透。

⑥ 放鱼头，用小火煮15分钟，至熟烂。

⑦ 揭盖，加盐、鸡粉、胡椒粉；用勺搅匀，取下砂锅，放葱花即可。

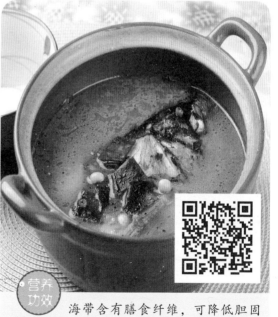

营养功效　海带含有膳食纤维，可降低胆固醇；鱼头营养价值高，富含人体必需的卵磷脂和不饱和脂肪酸，可降低血脂。

高血压

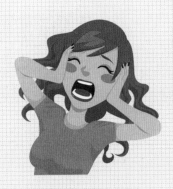

高血压是指收缩压和（或）舒张压升高的临床综合征。目前认为同一血压水平的患者发生心脑血管病的危险不同，因此有了血压分层的概念，即发生心脑血管病危险度不同的患者，适宜血压水平应有不同。一般来说，女性在更年期前，血压比同龄男性略低，更年期后动脉血压会有较明显升高。高血压有发病率高、患病人群广、死亡率高的特点。

👍 典型症状

高血压的症状因人而异，高血压早期多无症状或症状不明显，高血压的症状与血压升高并无一致关系，高血压症状主要表现为头晕眼花，具体可能有：头昏、头涨（头顶部、太阳穴部位，甚至全头痛）、头脑不清爽、视物模糊、眼睛胀痛等，有时会出现腰酸腿软、肢体麻木之感。少数患者会出现脾气暴躁、口干、口苦、胸闷、心慌、气累等。

🥄 饮食原则

①控制钠盐摄入。钠盐摄入量与血压水平和高血压患病率呈正相关，所以提倡用高钾盐来代替钠盐。

②以低脂肪、优质蛋白饮食为主。日常生活中提倡以植物油为主要食用油、少吃或不吃动物内脏及肥肉；选择优质蛋白食物，如鱼类、大豆及其制品等。

③适当补充钾、钙。服用利尿剂的患者，钾流失会比常人多，易发生低钾血症，故应补钾，补钾降压的食物有：蜂蜜、香蕉、莲子等。

④合理摄入糖类。食用复合糖类，如淀粉、玉米，少吃葡萄糖、果糖及蔗糖等易引起血压升高的糖类。

⑤多吃蔬菜、水果。蔬菜、水果中含有大量的维生素、纤维素及微量元素，对控制血压十分有益。

⑥忌食加工食品。奶酪、火腿、香肠之类的加工食品含盐高，高血压患者不宜食用。

👍 日常保健

①选择适合高血压患者的运动，锻炼宜少量多次。如骑自行车、慢跑、打太极拳等运动，少量多次可以更有效地降低血压。

②心态平和，少争吵。人在不冷静的状态下发生争吵，会使人心烦意乱，血压骤然升高。

③定期体检，及早发现。高血压病是随着时间慢慢延续下来的，定期进行体检，有利于及早发现和治疗。

调理食谱 玉米红薯粥

◗ **原料：** 玉米碎120克，红薯80克

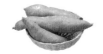

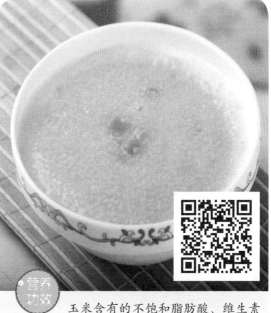

◗ **制作：**

①洗净的红薯去皮切块，再切条，改切成粒，备用。

②砂锅中注入水烧开，倒入玉米碎。

③加入切好的红薯，搅拌匀。

④盖上盖，用小火煮20分钟，至全部食材熟透。

⑤揭开盖，搅拌均匀。

⑥关火将煮好的粥盛出，装入碗中即可。

营养功效　玉米含有的不饱和脂肪酸、维生素E，红薯中含有的膳食纤维，可降低胆固醇，对动脉粥样硬化、高血压有预防作用。

调理食谱 素炒香菇芹菜

◗ **原料：** 西芹95克，彩椒45克，鲜香菇30克，胡萝卜片、蒜末、葱段各少许

◗ **调料：** 盐、鸡粉、水淀粉、食用油各适量

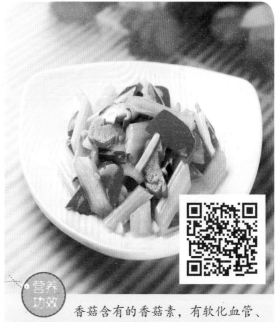

◗ **制作：**

①将彩椒切小块，香菇切粗丝，西芹切小段；锅中注水烧开，加盐、食用油。

②放入胡萝卜片、香菇丝、西芹段，再放彩椒，搅拌匀，煮约1分钟，捞出。

③起油锅，放入蒜、葱，爆香；再倒入食材，炒匀；加入盐、鸡粉，炒匀。

④倒入少许水淀粉；快速翻炒至食材熟软、入味。

⑤盛出炒好的食材，装入盘中即成。

营养功效　香菇含有的香菇素，有软化血管、降低血压的作用；芹菜富含膳食纤维，可降低胆固醇，本品对防治高血压有食疗功效。

低血压

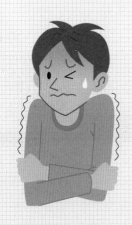

低血压与高血压相反，是指体循环动脉压力低于正常的状态。一般认为成年人上肢动脉血压低于12/8千帕即为低血压。根据病因，可分为生理性和病理性低血压；根据起病形式，可分为急性和慢性低血压。一般继发性低血压的发生较常见，这种低血压是在短期内迅速发生的，如大出血、严重创伤、感染、过敏等原因所致血压急剧降低。

典型症状

因起病形式不同，低血压的症状也会不同。急性低血压主要表现为血压从正常或较高的情况下明显下降，各脏器缺血后出现头晕、眼黑、肢软、冷汗、心悸、少尿等症状，严重者表现为晕厥或休克。慢性低血压时，轻者无症状，而重者出现精神疲惫、头晕、头痛，甚至昏厥。体位性低血压患者同时伴有头昏、头晕、视力模糊、乏力、恶心、心悸、颈背部疼痛等。

饮食原则

①合理安排饮食。荤素搭配，保证摄入全面充足的营养，使体质由弱变强。

②若低血压伴有红细胞过低、血红蛋白不足的贫血症，宜适当多吃富含蛋白质、铁、铜、叶酸、维生素B_{12}、维生素C等"造血原料"的食物，诸如猪肝、蛋黄、瘦肉、牛奶、鱼虾、贝类、黄豆及其制品、红糖及新鲜蔬菜、水果。

③宜适当食用能刺激食欲的食物和调味品，如姜、葱、醋、酱油、糖、啤酒、葡萄酒等。

④低血压患者宜适当选择高钠、高胆固醇的饮食。含胆固醇多的动物内脏、奶油、鱼子、猪骨等食物，可适量常吃，有利于增加动脉紧张度，使血压上升。

⑤少吃冬瓜、西瓜、芹菜、山楂、苦瓜、绿豆、大蒜、海带、洋葱、葵花子等具降压效应的食物。

日常保健

①低血压患者要养成运动的习惯，通过运动改善体质，缓解低血压症状。

②在日常生活中，低血压患者要预防因突然起立而晕倒的现象，洗浴的时间也不宜过长。

③低血压患者在睡觉的时候，可将头部垫高，这样可以减轻低血压症状。

④低血压患者勿滥用药物，尤其是血管扩张剂。

调理食谱 至补人参乌鸡汤

◗ **原料：** 陈皮5克，红枣30克，乌鸡肉块200克，人参8克

◗ **调料：** 盐2克

◗ **制作：**

①锅中注入适量水烧开，倒入备好的乌鸡块，搅散，煮2~3分钟，汆去血水。

②捞出汆好的乌鸡肉；将乌鸡肉过一遍冷水，沥干水分，备用。

③砂锅中倒入适量的水烧开；将洗好的人参、红枣和陈皮倒入锅中。

④倒入汆好的乌鸡，搅拌均匀。

⑤盖上锅盖，烧开后转中火煮3小时至药材析出有效成分。

⑥揭开盖子，加入盐，搅拌均匀；将煲好的鸡汤盛出，装入碗中即可。

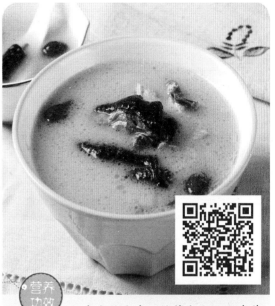

营养功效 红枣含维生素、铁等成分，具有养血、安神的作用；乌鸡含铁丰富。这道膳食有很好的补血作用，常食可促使血压升高。

调理食谱 南瓜清炖牛肉

◗ **原料：** 牛肉块300克，南瓜块280克，葱段、姜片各少许

◗ **调料：** 盐2克

◗ **制作：**

①砂锅中注入适量水烧开，倒入洗净的南瓜块。

②倒入牛肉块、葱段、姜片，搅拌均匀。

③盖上盖，用大火烧开后转小火炖煮约2小时至食材熟透。

④揭开盖，加入盐，拌匀调味。

⑤搅拌均匀，用汤勺掠去浮沫。

⑥盛出煮好的汤，装碗即可。

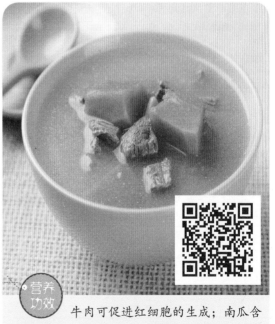

营养功效 牛肉可促进红细胞的生成；南瓜含胡萝卜素，可改善视力。此膳食可改善低血压患者出现的头昏、视力模糊、乏力等症状。

心绞痛

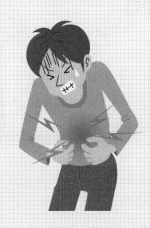

心绞痛是冠状动脉的供血与心肌的需血之间发生矛盾，冠状动脉血流量不能满足心肌代谢的需要，引起心肌急剧的、暂时缺血与缺氧，以发作性胸痛或胸部不适为主要表现的临床综合征。一般分为稳定性和不稳定性两种。心绞痛的患者男性多于女性，多数患者年龄在40岁以上，劳累、情绪激动、饱食、受寒、急性循环衰竭等为常见的诱因。

🔊 典型症状

心绞痛典型症状多表现为闷痛、压榨性疼痛或胸骨后、咽喉部紧缩感，疼痛历时1～5分钟，很少超过15分钟，有些患者仅有胸闷。典型的心绞痛症状，疼痛位于胸骨下段、左心前区或上腹部，放射至颈、下颌、左肩胛部或右前胸，疼痛可很快消失或仅有左前胸不适、发闷感。

🔊 饮食原则

①忌食高胆固醇食物。经常食用高胆固醇（如：动物肝脏、蛋黄、墨鱼、鱿鱼、贝类、鱼子等）的食物，会使血浆中的胆固醇含量升高，引起或加重心绞痛。

②忌食高脂肪食物。大量、长期食用高脂肪食物，如油条、肥肉等，可诱发或加重心绞痛。

③忌食辛辣刺激的食物。辣椒、大葱、大蒜、蜀椒等辛辣食物，食用后经吸收进入人体血液，使心跳加快，加重心肌缺血、缺氧的情况，使心绞痛患者发病。

④忌滥用补益药物。人参、黄芪、十全大补丸等补益类药物食用后易加重心绞痛发作的症状。

⑤多吃富含维生素和膳食纤维的食物。多吃蔬菜、水果、粗粮、海鱼和黄豆等有益于防治心绞痛的食物。

⑥控制食盐的摄入。长期食盐过量，会使血压升高、血管内皮受损。心绞痛的患者每天的盐摄入量应控制在6克以下。

🔊 日常保健

①保持愉快的心情。中医认为忧思过度，会造成血行失畅、胸阳不运，心脉痹阻，发为心绞痛。

②日常生活中，心绞痛患者应注意休息，劳逸结合，保证充足的睡眠。

③心绞痛患者要根据自身的具体病情，进行力所能及的、适量的运动。适当的体育锻炼对心脏疾病的益处远远大于害处。

调理食谱 芥菜黄豆粥

● 原料：水发黄豆100克，芥菜50克，水发大米80克

● 调料：盐2克，鸡粉、芝麻油各少许

● 制作：

①洗净的芥菜切成碎末，备用。

②砂锅中注入适量水烧开，倒入洗好的黄豆、大米，搅拌均匀。

③盖上盖，用小火煲煮约40分钟至食材熟透。

④揭盖，用勺搅匀；倒入切好的芥菜，拌煮至软。

⑤放入盐、鸡粉、芝麻油，拌匀，煮至入味；关火后盛出粥即可。

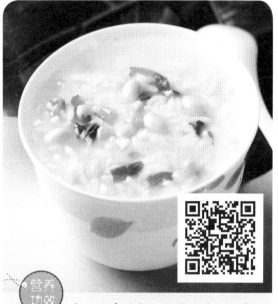

营养功效

本品具有益气、润燥、补血、降低胆固醇之功效，能够预防动脉硬化，适合心绞痛、高血压、冠心病等患者食用。

调理食谱 茼蒿黑木耳炒肉

● 原料：茼蒿100克，瘦肉90克，彩椒50克，水发木耳45克，姜、蒜、葱各适量

● 调料：盐、鸡粉、料酒、生抽、水淀粉、食用油各适量

● 制作：

①木耳切小块，彩椒切粗丝，茼蒿切段，瘦肉切片。

②肉片装碗，加盐、鸡粉、水淀粉、油，腌入味；锅中水烧开，加盐，放木耳、彩椒，煮约半分钟，捞出，待用。

③用油起锅，放入姜、蒜、葱，爆香。

④倒肉片，炒至变色，淋料酒，倒茼蒿。

⑤翻炒，注水，炒至熟；放彩椒、木耳，加盐、鸡粉、生抽，炒匀。

⑥倒入水淀粉，炒至熟透，装盘即成。

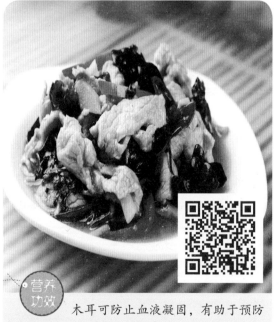

营养功效

木耳可防止血液凝固，有助于预防动脉硬化；茼蒿含有丰富的钾，能够调节血压。这道膳食可缓解心绞痛。

心律失常

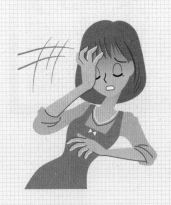

心律失常是心血管疾病中常见的一种疾病，指心律起源部位，心搏频率与节律或冲动传导等发生异常，即心脏的跳动速度或节律发生改变。心律失常通常由冠心病、心肌炎、风湿性心脏病等引起，另外电解质或内分泌失调、麻醉、药物作用和中枢神经系统疾病等也是引起心律失常的原因。心律失常可突然发作而致猝死，亦可持续累及心脏而致心力衰竭。

🖐 典型症状

各种心律失常均可引起冠状动脉血流量降低，但较少引起心肌缺血。但是对冠心病伴有心律失常的患者，可能诱发或加重心肌缺血，主要表现为心绞痛、气短、周围血管衰竭、急性心力衰竭、急性心肌梗死等。轻度的心律失常无明显症状，重度的则表现为心悸、胸闷、头晕、低血压、出汗，严重者可出现晕厥、心源性脑缺血综合征，甚至猝死。

👌 饮食原则

①控制脂肪及胆固醇的摄入。肥胖与血清胆固醇含量增高都易造成心律失常，故应避免食用过多的动物性脂肪及胆固醇较高的食物。

②控制盐的摄入。限制盐的摄入可减轻心血管负担，避免心律失常的发生。

③增加维生素和无机盐的摄入。很多维生素与无机盐对血管都有益处，如微量元素碘，可防止心律失常的形成。所以，可常食新鲜蔬菜和水果，海鱼、海参、海蜇、海带、紫菜等海产品。

④增加纤维素的摄入。纤维素可刺激胃肠蠕动，加快胆固醇的排泄，从而降低血清胆固醇含量，降低心脏病发病率，防治心律失常。

⑤应少食多餐，避免过饱过饥。饮食过饱会增加消化系统负担，进而增加心脏负担，引发心律失常。

👍 日常保健

①注意劳逸结合，进行适当的体育锻炼。选择适合自身的运动方式，如散步、太极拳、气功等。

②注意天气变化，避免因天气而诱发心律失常。

③保持正常心态。紧张、恐惧、忧虑、烦恼、愤怒等不良情绪刺激都与心律失常有着密切关系。

④病人除日常口服药外，还应备有医生开具的应急药品，如心得安、速效救心丸、心痛定、阿托品等。

调理食谱 桂圆炒海参

◗ **原料：** 莴笋200克，水发海参200克，桂圆肉50克，姜片、葱段各少许

◗ **调料：** 盐4克，鸡粉4克，料酒10毫升，生抽5毫升，水淀粉5毫升，食用油适量

◗ **制作：**

①洗净去皮的莴笋切段，再切成薄片。

②锅中注水烧开，加少许盐、鸡粉；放海参，淋料酒，煮约1分钟；倒入莴笋、食用油，拌匀，煮约1分钟；捞出待用。

③用油起锅，放入姜、葱，爆香。

④倒入莴笋、海参，炒匀；加盐、鸡粉、生抽，炒匀。

⑤倒入水淀粉勾芡；放入桂圆肉，炒匀；盛出菜肴，装盘即可。

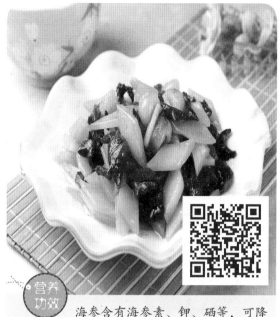

营养功效　海参含有海参素、钾、硒等，可降低血液黏度，抑制血栓形成；桂圆有益气补血的功效。两者搭配，可保护血管和心脏。

调理食谱 芦笋炒莲藕

◗ **原料：** 芦笋100克，莲藕160克，胡萝卜45克，蒜末、葱段各少许

◗ **调料：** 盐3克，鸡粉2克，水淀粉3毫升，食用油适量

◗ **制作：**

①芦笋去皮切成段，莲藕去皮切成丁，胡萝卜去皮，切成丁。

②锅中注水烧开，加盐，放入藕丁。

③再放入胡萝卜，搅匀，煮1分钟，至其八成熟，捞出，待用。

④用油起锅，放入蒜末、葱段，爆香；放入芦笋、藕丁、胡萝卜丁，翻炒；加盐、鸡粉、水淀粉，快速拌炒均匀。

⑤关火后把炒好的食材盛出，装入盘中即可。

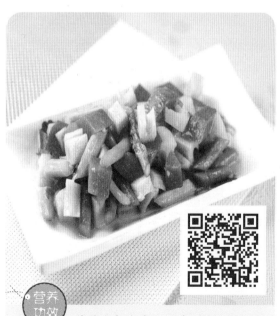

营养功效　莲藕含钾丰富，具有利尿、降血压等功效；芦笋含多种氨基酸和微量元素。两者搭配，对心律失常患者有食疗功效。

高血脂

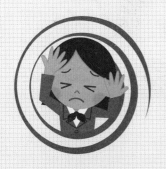

血脂又称脂质，是血液中所含脂类物质的总称，主要包括胆固醇、三酰甘油、磷脂以及游离脂肪酸等，其中胆固醇和三酰甘油是主要成分。由于各种原因（如糖尿病、高血压、黏液性水肿等）引起的胆固醇和三酰甘油水平升高所产生的疾病就是高脂血症，俗称高血脂。高血脂与高血压、高血糖一起被称为"三高"，严重威胁着人类健康。

🖐 典型症状

高血脂的临床表现主要是脂质在真皮内沉积所引起的黄色瘤和脂质在血管内皮沉积所引起的动脉硬化。一般无明显症状，偶有头晕、神疲乏力、失眠健忘、肢体麻木、胸闷、心悸等症。高血脂重症患者或长期高血脂患者，会引发冠心病等，并伴随出现心绞痛、心肌梗死、脑卒中等。

👍 饮食原则

①适当增加蛋白质的摄入。高血脂患者要多吃植物性蛋白，尤其是黄豆蛋白，适当增加优质蛋白的摄入，如牛奶、猪瘦肉等。

②控制脂肪的摄入。过多的脂肪摄入会影响蛋白质及糖类的摄入量，易诱发高血脂。日常生活中要减少禽类肥肉、油炸食物、动物油的摄入。

③限制糖的摄入。高血脂患者未被吸收消化的过多糖类会转化为脂肪，引起肥胖。肥胖同样是引起高血脂的重要原因之一。

④增加维生素的摄入量。维生素能够促进胆固醇代谢，降低高血脂发生的概率。富含维生素的食物有：水果、小麦胚芽、牛奶、绿色蔬菜、坚果等。

⑤禁酒、禁辛辣刺激性的食物。如腊肉、火腿肠、油炸食品等，会使高血脂患者的三酰甘油含量增高。

👍 日常保健

①进行适量的有氧运动。高血脂患者要经常锻炼身体，选择适合自身的运动进行锻炼，以增强自身抵抗力，如参加慢跑、体操、太极等有氧运动。

②保持良好的心态。紧张的情绪，会给心脏带来负担，保持好的心态，才能有效抵抗病痛，且过度兴奋或紧张会引起血中的胆固醇与三酰甘油升高。

③食物宜清淡、少油、少盐，烹饪方式应以蒸、煮、凉拌为主。

调理食谱 蘑菇藕片

◉ **原料：** 白玉菇100克，莲藕90克，彩椒80克，姜、蒜、葱各少许

◉ **调料：** 盐、鸡粉、料酒、生抽、白醋、水淀粉、食用油各适量

◉ **制作：**

①白玉菇切段，彩椒切块，莲藕切片。

②锅中注水烧开，放食用油，加盐；放白玉菇、彩椒，搅匀，煮至断生。

③把白玉菇和彩椒捞出；沸水锅中放白醋，倒入藕片，煮至断生，捞出。

④用油起锅，放入姜、蒜、葱，爆香。

⑤倒入白玉菇和彩椒，放莲藕，炒匀，淋料酒，炒香。

⑥放生抽，拌匀；加盐、鸡粉，炒匀；倒入水淀粉，拌匀，装盘即可。

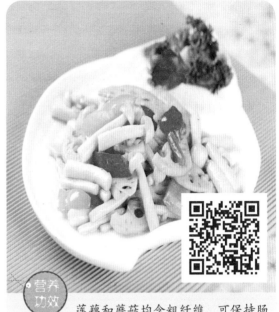

营养功效　莲藕和蘑菇均含粗纤维，可保持肠内水分，还可吸收余下的胆固醇，这道膳食可降低血脂，还可提高患者的抗病能力。

调理食谱 蓝莓果蔬沙拉

◉ **原料：** 黄瓜120克，火龙果肉片110克，橙子100克，雪梨90克，蓝莓80克，柠檬汁适量

◉ **调料：** 沙拉酱15克

◉ **制作：**

①将橙子去除果皮，再把果肉切小块。

②去皮的雪梨、黄瓜切小块，备用。

③把切好的食材装入碗中；倒入洗净的蓝莓，放入部分火龙果肉片。

④挤上适量沙拉酱，再挤入柠檬汁；搅拌至食材入味。

⑤取一个干净的盘子，摆上余下的火龙果肉片。

⑥再盛入拌好的食材，摆好盘即成。

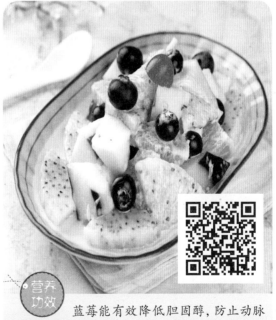

营养功效　蓝莓能有效降低胆固醇，防止动脉粥样硬化；橙子含维生素A、橙皮苷等，能清除自由基、保护血管，适合心脑血管病患者食用。

风湿性心脏病

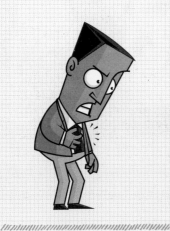

风湿性心脏病简称风心病，是指由于风、湿、热活动，累及心脏瓣膜而造成的心脏瓣膜狭窄或关闭不全。中医认为，风心病的发病机制是由于风、寒、湿之邪侵入人体，合而为痹，病程长，由关节肌肉侵犯血脉，由血脉逐渐侵犯到心脏而引起的。此病多发于20～40岁的青壮年，女性多于男性。此病多发于冬春季节，寒冷、潮湿和拥挤环境下。

典型症状

风湿性心脏病发病初期常常无明显症状，后期则表现为心慌气短、乏力、咳嗽、下肢水肿、咳粉红色泡沫痰等心脏功能失代偿的表现。同时，根据病情进展不同，主要表现在活动后心悸、气促、声音沙哑，甚至出现呼吸困难等；轻微活动后会咳嗽、痰中带血、易感冒等。部分患者还伴有食欲不振、尿量减少、腹胀、腹水、肝脾肿大等。

饮食原则

①低脂肪饮食。高脂肪饮食不利于消化，会增加心脏负担，或诱发心脏疾病。所以风湿性心脏病病人要选择低脂肪饮食，如土豆、山药、芹菜、冬瓜、黄瓜等。

②多食含钾的食物。风湿性心脏病患者由于长期服用利尿药物，会导致体内钾流失，故应补钾。

③严格控制食盐摄入量。各种腌制的食品摄入量应严格限制，以免造成体内水钠潴留，加重心脏负担。

④避免过度饮水。风湿性心脏病患者出现水肿或少尿的情况时，饮水要分多次、少量摄入。

⑤禁止食用苦寒及辛辣食物。风湿性心脏病病人多属心脾阳气不足，如过食苦寒食品，会损伤人体阳气，加重病情。

⑥应忌食刺激性食品，如咖啡、烟酒、辣椒、芥末、浓茶等，且这类食品能导致大便秘结，因排便困难过于用力，会加重心脏负担，甚至发生不测。

日常保健

①外出宜戴口罩，防止因呼吸道感染引起风湿活动、加重病情。

②适当的运动和体力劳动可增加心脏的代偿能力，但不要参加重体力劳动，以免增加心脏负担。

③心态平和。不少风湿性心脏病患者精神紧张、情绪激动时，容易突然发生心动过速，造成心功能不全。

调理食谱 紫菜馄饨

◖ **原料**：水发紫菜40克，胡萝卜45克，虾皮10克，葱花少许，猪肉馄饨100克

◖ **调料**：盐2克，鸡粉2克，食用油适量

◖ **制作**：

①将去皮的胡萝卜切片，改切成丝。

②用油起锅，倒入虾皮，爆香，放入胡萝卜丝，翻炒出香味。

③倒入适量水，放入紫菜，用锅铲拌匀。

④盖上盖，用大火煮沸；揭开锅盖，加入适量盐、鸡粉，拌匀。

⑤放入备好的猪肉馄饨，盖上盖，用中火煮4分钟至熟。

⑥揭盖，将煮好的馄饨盛出，装入碗中，撒入少许葱花即可。

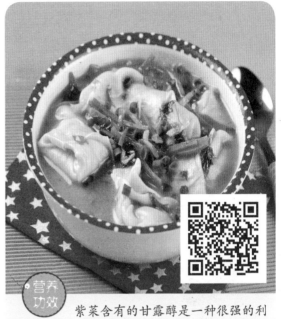

营养功效 紫菜含有的甘露醇是一种很强的利尿剂，有消水肿的作用，可改善风湿性心脏病患者出现的下肢浮肿、腹水等症状。

调理食谱 丝瓜烧花菜

◖ **原料**：花菜180克，丝瓜120克，西红柿100克，蒜末、葱段各少许

◖ **调料**：盐、鸡粉、料酒、水淀粉、食用油各适量

◖ **制作**：

①丝瓜、西红柿切小块，花菜切小朵。

②锅中注水烧开，加入食用油、盐。

③放入花菜，搅拌匀，煮1分30秒。

④至其断生后捞出，沥干水分，待用；用油起锅，放蒜、葱，爆香。

⑤倒入丝瓜块，再放入切好的西红柿，翻炒匀；倒入花菜，淋料酒，炒匀。

⑥转小火，加水、盐、鸡粉，炒匀。

⑦倒入水淀粉，炒至熟透；盛出食材，装盘即成。

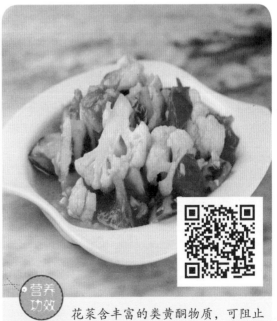

营养功效 花菜含丰富的类黄酮物质，可阻止胆固醇氧化，防止血小板凝结成块，从而减少心脏病和中风的风险。

病毒性
心肌炎

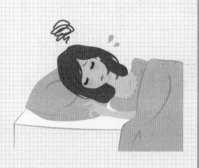

病毒性心肌炎是指病毒感染引起的心肌局限性或弥漫性的急性或慢性炎症病变，属于感染性心肌疾病。多种病毒可引起心肌炎，其中以引起肠道和上呼吸道感染的病毒最多见。病毒性心肌炎有以心肌病变为主的实质性病变和以间质为主的间质性病变。典型改变是以心肌间质增生、水肿及充血，内有大量炎性细胞浸润等症状为主。

👍 典型症状

病毒性心肌炎患者临床表现常取决于病变的广泛程度。其轻重差异很大，可完全没有症状，也可以猝死。约半数于发病前1～3周有病毒感染前驱症状，如发热、全身倦怠感，即所谓"感冒"样症状或恶心、呕吐等消化道症状。然后出现心悸、胸痛、呼吸困难、水肿，甚至心源性脑缺血综合征。

👍 饮食原则

①多吃"三高"食物。心肌炎病人在日常饮食中应该多注意高热量、高蛋白、高维生素的食物的摄入，尤其是含维生素C多的食物，如苹果、橘子、西红柿等。

②宜食用有营养易消化食物。病毒性心肌炎患者要调补气血，饮食宜选用清淡易消化的低脂肪食物，忌食高脂肪、高胆固醇的食物，如猪肥肉、黄油、奶油、动物内脏、鱼子、动物油等。

③可选用一些具有抗炎杀菌作用的药材与食材，如黄柏、马齿苋、绿豆等。

④须少食多餐，不宜进食过饱，尤其晚餐，以免增加心肌负担。

⑤禁烟禁酒。吸烟时烟草中的尼古丁可促进冠状动脉痉挛收缩，影响心肌供血；饮酒会造成血管功能失调，故应戒烟忌酒。

👍 日常保健

①多休息。有心脏扩大并有心功能不全者，应严格限制活动，绝对卧床休息，直至心肌病变停止发展，心脏形态恢复正常，才能逐步增加活动量。

②心肌炎反复发作的病人，长期服用激素，要注意观察不良反应，避免出现高血压、胃肠消化道溃疡等并发症。

③病毒性心肌炎患者忌饥饿减肥。饥饿减肥会让蛋白质消耗过猛，心肌组织逐渐衰退。

调理食谱 肉末蒸丝瓜

◀ 原料： 肉末80克，丝瓜150克，葱花少许

◀ 调料： 盐、鸡粉、老抽、生抽、料酒、水淀粉、食用油各适量

◀ 制作：

①去皮的丝瓜，切成棋子状的小段。

②用油起锅，倒入肉末，炒匀，至肉质变色；淋少许料酒，炒香、炒透。

③再放生抽、老抽，上色；加鸡粉、盐、水淀粉，炒匀，制成酱料；关火后盛出酱料，放在碗中，待用。

④取蒸盘，摆放好丝瓜段；再放酱料。

⑤蒸锅上火烧开，放丝瓜段的蒸盘；用大火蒸至熟透。

⑥取出食材；撒葱花，浇上热油即成。

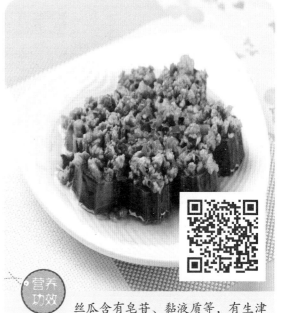

营养功效 丝瓜含有皂苷、黏液质等，有生津止渴、滋阴清热、降血糖、增强免疫力的功效，适合病毒性心肌炎患者食用。

调理食谱 西红柿煮口蘑

◀ 原料： 西红柿150克，口蘑80克，姜片、蒜末、葱段各少许

◀ 调料： 料酒3毫升，鸡粉2克，盐、食用油各适量

◀ 制作：

①口蘑切片；西红柿切成小块。

②锅中注水烧开，加少许盐，放入口蘑，煮1分钟至断生；将口蘑捞出，备用。

③用油起锅，放入姜片、蒜末，爆香；倒入口蘑，炒匀，淋料酒，炒香。

④放入西红柿，炒匀；加水，搅拌匀。

⑤盖上盖，煮约1分钟至熟；揭盖，放入少许葱段，加入盐、鸡粉。

⑥用锅勺拌匀调味；将食材盛出，装入碗中即成。

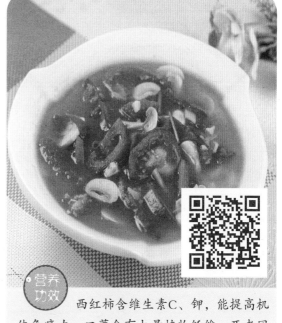

营养功效 西红柿含维生素C、钾，能提高机体免疫力；口蘑含有大量植物纤维。两者同食，可有效改善病毒性心肌炎患者的症状。

心力衰竭

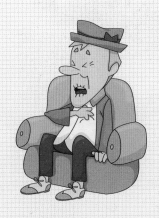

心力衰竭是由于心脏的收缩功能和（或）舒张功能发生障碍，不能将静脉回心血充分排出心脏，导致静脉系统血液淤积，动脉系统血液灌注不足，从而引起的心脏循环障碍症候群，是心脏发生病变的严重阶段。感染、过度疲劳、情绪激动、食盐摄入过多、输液过多或过快、电解质紊乱、心律失常、妊娠分娩、药物等原因都可能诱发或加重心力衰竭。

典型症状

根据心力衰竭发作的急缓，症状各有不同。慢性心力衰竭主要表现为运动耐力下降，出现呼吸困难或乏力。急性心力衰竭可突然出现呼吸困难，被迫端坐、极度烦躁、咳嗽、咳白色泡沫或粉红色泡沫痰，并伴有面色苍白、口唇发绀，大汗淋漓、四肢湿冷等症，严重者休克，呼吸衰竭。

饮食原则

①食物应选择富含必需氨基酸的优质蛋白，如瘦肉、淡水鱼等，热量勿过高。

②心力衰竭患者用利尿药后，尿量增加时宜多食含钾高的食物如蘑菇、香菇、香蕉、百合、红枣等。

③饮食中应多摄取含纤维素及维生素C多的食物，如慈姑、马蹄、茭白、黄瓜、丝瓜、柠檬、豆芽等。

④食用易消化的食物，避免食用生冷坚硬、油腻及刺激性食物，避免多食产气食物，如豆类、薯类、南瓜等。

⑤心力衰竭的患者在用洋地黄治疗时，忌食含钙高的食物，如骨头、虾、海蜇、紫菜、木耳、巧克力等。

⑥限制食盐摄入。食盐过多是造成心力衰竭的重要诱因，所以要避免隐性高盐食品，如皮蛋、酱菜、腌肉等，可以多做一些糖醋和醋熘口味的菜肴代替。

日常保健

①室内通风。冬季室内每日至少通风两次，每次半小时，但要注意保暖，避免空气对流时引起感冒。

②预防呼吸道感染。呼吸道感染可诱发心力衰竭，外出时应根据季节变化增减衣服，同时注意口腔卫生。

③保持乐观心情，合理调控情绪。情绪不同，心力衰竭患者预后效果显著不同。

④随便停药、减药危害大。利尿剂用于控制水钠潴留，维持电解质的平衡。患者自行减量、加量或停药，均可导致水钠潴留、电解质紊乱等。

调理食谱 紫甘蓝拌茭白

原料： 紫甘蓝150克，茭白200克，彩椒50克，蒜末少许

调料： 盐、鸡粉各2克，陈醋4毫升，芝麻油3毫升，生抽、食用油各适量

制作：

①茭白去皮切丝；彩椒、紫甘蓝切丝。

②锅中注水烧开，加食用油，倒入茭白，煮至其五成熟，加紫甘蓝、彩椒，拌匀，再煮至断生。

③把焯煮好的食材捞出，沥干水分；将食材装入碗中，放入蒜末。

④加入生抽、盐、鸡粉，淋入陈醋、芝麻油。

⑤用筷子搅拌均匀；将拌好的食材盛出，装入盘中即可。

营养功效 紫甘蓝能促进机体排出多余胆固醇，平衡血压；茭白可利尿，能预防心力衰竭引起的水肿等症。本品适合心衰患者食用。

调理食谱 豆芽荞麦面

原料： 荞麦面90克，大葱40克，绿豆芽20克

调料： 盐3克，生抽3毫升，食用油2毫升

制作：

①绿豆芽切段，大葱切成碎片，荞麦面折成小段，备用。

②锅中注水烧开，加入少许盐；放入食用油，再淋生抽，拌煮片刻。

③倒荞麦面，搅散至调味料溶于汤汁。

④盖上盖，用小火煮4分钟至面熟软。

⑤取下盖子，放入绿豆芽，轻搅至其变软，再煮片刻至全部食材熟透。

⑥关火后盛出煮好的食材，放在碗中，撒上大葱片，浇上少许热油即可。

营养功效 本品具有清热明目、补气养血、消肿除痹、防止心脑血管硬化以及降低胆固醇等功效，对心力衰竭、高血脂等有食疗作用。

心肌梗死

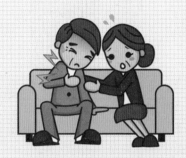

心肌梗死是指由于绝对性冠状动脉功能不全，伴有冠状动脉供血区的持续性缺血而导致的较大范围的心肌坏死。心肌梗死一般多发生在左心室，其中以左心室前壁、心尖部及室间隔前2/3较为常见，这些部位发生心肌梗死的概率约占全部心肌梗死的50%。其他原因引起的心肌梗死一般少见，但也存在，如冠状动脉栓塞、痉挛和冠状动脉口堵塞等。

👍 典型症状

心肌梗死的患者最早表现出的最明显症状是疼痛，其特点是压迫感、窒息感或烧灼感，与心绞痛相似，一般持续数小时或数天；其次，表现为发病三天内的心律失常；再者，就是急性左心衰竭，主要表现为颈静脉怒张、肝肿痛和水肿等；最后，心肌梗死的症状还表现在胃肠上，如早期出现恶心、呕吐、上腹胀痛、肠胀气等，重症者还会出现呃逆。

👍 饮食原则

①控制高热量食物摄入。高热量的饮食，会加重心脏负担，所以应以低热量的饮食为主，如粥、馒头、豆类（绿豆、黄豆）以及蔬菜、水果等，尤其是发病初期，应少食多餐，以流质食物为主。

②低胆固醇饮食。摄入过多胆固醇会加重动脉硬化，故不宜食用高胆固醇食物，如肥肉、动物内脏等。

③低盐饮食。高血压是诱发心肌梗死的重要原因，而食盐过多不但会使血压升高，还会导致水肿。故应该限制食用高盐食品如酱菜、香肠、咸菜、咸鸭蛋等。

④选择易消化的食物。心肌梗死患者消化功能减退，易发生便秘，所以要选择易消化的食物。另外，水果中的果胶和膳食纤维，可刺激肠道蠕动，有助消化。

⑤注意钠、钾平衡，适当增加镁的摄入，以防止或减轻并发症；避免刺激性食物，不饮浓茶、咖啡；避免过热或过冷的食物。

👍 日常保健

①忌剧烈运动或劳动。剧烈运动或劳动后会使心肌需氧量大增，冠状动脉供血不足就可能促发心肌梗死。

②日常生活中要合理膳食。肥胖是引发各种疾病的根源，同样也是诱发心肌梗死的重要原因。

③根据气温变化随时调整着装，以期保暖御寒。忽冷忽热都会影响心脏的各项功能，要注重防寒保暖。

调理食谱 三文鱼泥

◉ 原料：三文鱼肉120克

◉ 调料：盐少许

◉ 制作：

① 蒸锅上火烧开，放入处理好的三文鱼肉。
② 盖上锅盖，用中火蒸约15分钟至熟。
③ 揭开锅盖，取出三文鱼，放凉待用。
④ 取一个干净的大碗，放入三文鱼肉，压成泥状。
⑤ 加入盐，搅拌均匀至其入味。
⑥ 另取一个干净的小碗，盛入拌好的三文鱼即可。

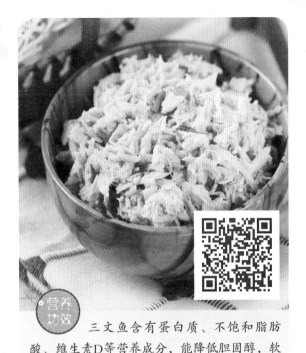

营养功效 三文鱼含有蛋白质、不饱和脂肪酸、维生素D等营养成分，能降低胆固醇，软化血管，是心肌梗死和高血脂患者的佳品。

调理食谱 木耳丝瓜汤

◉ 原料：水发木耳40克，玉米笋65克，丝瓜150克，瘦肉200克，胡萝卜片、姜、葱各适量

◉ 调料：盐、鸡粉、水淀粉、食用油各适量

◉ 制作：

① 木耳切小块，玉米笋切小块，去皮的丝瓜切成段，去皮胡萝卜、瘦肉切片。
② 把瘦肉装入碗中，放盐、鸡粉、水淀粉，抓匀，注油，腌渍至入味。
③ 锅中注水烧开，加油、姜，放入木耳、丝瓜、胡萝卜、玉米笋，放盐、鸡粉，拌匀，盖上盖，用中火煮至熟。
④ 揭盖，倒肉，拌匀，用火煮沸，把汤料装碗，撒葱花即可。

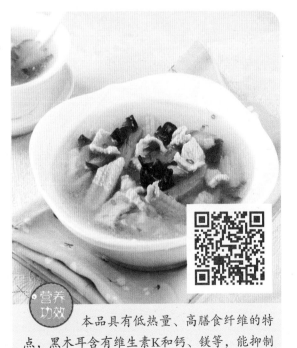

营养功效 本品具有低热量、高膳食纤维的特点，黑木耳含有维生素K和钙、镁等，能抑制血小板凝结，预防血栓，防治心肌梗死。

脑卒中

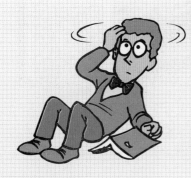

脑卒中是脑中风的学名，是一种突然起病的脑血液循环障碍性疾病，又叫脑血管意外。它指有脑血管疾病的病人，因各种诱发因素引起脑内动脉狭窄、闭塞或破裂，进而造成急性脑血液循环障碍，临床上表现为一次性或永久性脑功能障碍的症状，可分为缺血性脑卒中和出血性脑卒中。脑卒中发病急，病死率高，是世界上最主要的致死性疾病之一。

典型症状

前驱症状：头晕、头痛，特别是突然感到眩晕；突然感到一侧面部或手脚麻木；暂时性吐字不清或讲话不灵；肢体无力或活动不灵；一侧或某一侧肢体不自主地抽动；双眼突感看不清眼前事物；短暂意识丧失或个性和智力的突然变化。发病后症状：猝然昏扑、不省人事或突然发生口眼㖞斜、半身不遂、舌强言蹇等。

饮食原则

①脑卒中患者恢复期无吞咽困难，宜以清淡、少油腻、易消化的柔软膳食为主。

②饮食中应有适量蛋白质，常吃些蛋清、瘦肉、鱼类和各种豆类及豆制品，以供给身体所需要的氨基酸。一般每日饮牛奶及酸牛奶各一杯。

③限制动物脂肪，如猪油、牛油、奶油等，以及含胆固醇较高的食物，如蛋黄、鱼子、动物内脏、肥肉等。用植物油代替动物油，如豆油、茶油、芝麻油、花生油等，可促进胆固醇排泄及转化为胆汁酸，以降低胆固醇含量。

④多吃新鲜蔬菜和水果；多摄入含碘丰富的食物。

⑤每日食盐在6克以下为宜；忌用会造成神经兴奋的食物。

日常保健

①养成良好的生活护理习惯，经常帮助患者洗澡，鼓励患者多饮水、多排尿，有助于预防尿路感染。

②预防肺炎和褥疮。家属要经常帮助患者翻身，在翻身时轻叩患者背部以促使痰液排出。

③防止便秘，保证患者饮水充足，帮患者按顺时针方向揉肚子，有助于排便。

④功能锻炼，及时帮助患者锻炼瘫痪的肢体，如活动关节、按摩肌肉等。

⑤不急不躁。脑卒中易因不良情绪导致病情复发。

调理食谱 包菜稀糊

◗ **原料：** 包菜100克，大米60克

◗ **调料：** 白糖

◗ **制作：**

①洗净的包菜切成条，装入碟中。

②取榨汁机，选择搅拌刀座组合，把包菜放入杯中。

③倒入水，选择"搅拌"功能；将包菜榨成汁，备用。

④选择干磨刀座组合，将大米放入杯中；选择"干磨"功能，将大米磨成米碎；然后将米碎盛碗待用。

⑤取汤锅，置旺火上，倒入包菜汁；放米碎；搅拌，煮至成黏稠状。

⑥煮片刻，加白糖；至白糖溶化，制成米糊，将米糊盛出，装碗即可。

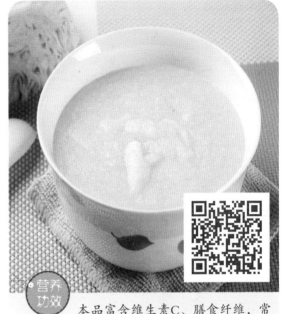

营养功效 本品富含维生素C、膳食纤维，常食能提高机体免疫力、降低胆固醇、软化血管。本品适合体虚的脑卒中患者食用。

调理食谱 香菇扒油麦菜

◗ **原料：** 油麦菜200克，香菇40克，蒜适量

◗ **调料：** 盐、鸡粉、蚝油、生抽、料酒、水淀粉、食用油各适量

◗ **制作：**

①将香菇切片；锅中水烧开，加食用油、盐；倒油麦菜，煮至熟软后捞出。

②沸水锅中倒香菇，搅拌，煮约1分钟，去除杂质和涩味。

③捞出香菇，沥干待用；用油起锅，放蒜，爆香，倒香菇。

④淋料酒，炒匀，至析出营养物质；放蚝油、生抽，注水，炒匀；再加盐、鸡粉调味，炒匀；大火煮至汤汁收浓。

⑤倒水淀粉勾芡，至熟软，取盘子，摆放油麦菜，盛入食材，摆好盘即成。

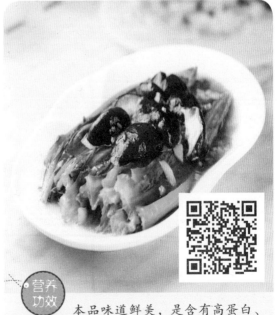

营养功效 本品味道鲜美，是含有高蛋白、低脂肪和多种维生素的食物，对预防血管硬化、脑卒中急性发作有食疗功效。

脑血管 栓塞

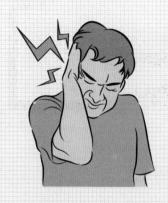

脑血管栓塞又称脑血栓，是指脑动脉出现粥样硬化和形成血栓，使管腔狭窄甚至闭塞，导致脑组织缺血、缺氧、坏死。脑血栓好发者为50岁以上的人群，常伴有动脉粥样硬化、高血压、风心病、冠心病或糖尿病，以及吸烟饮酒等不良嗜好者。脑血栓形成的部位为颈总动脉、颈内动脉、椎动脉上段、椎一基底动脉交界处、大脑后动脉等。

典型症状

前驱症状：表现为头痛、头晕、眩晕、短暂性肢体麻木、无力。患者多在安静休息时发病，有部分病人在一觉醒来后，出现口眼㖞斜、半身不遂、流口水等症状，这些是脑血管栓塞的先兆。

发病后症状：脑血管栓塞的栓塞部位及面积不同，表现出来的症状会有不同，最常见的有头痛、头晕、耳鸣、半身不遂、口眼㖞斜、失语甚至神志不清等。

饮食原则

①低盐饮食。血压越高，发生脑血管栓塞的可能性越大，而每日食盐量与高血压病发病率呈正相关，故应严格控制每日食盐量，脑血栓患者每日3~4克。

②适量摄入优质蛋白。优质蛋白可预防脑血管栓塞的发生，平时要注意多摄取含脂肪类少的优质蛋白质食物，如：鱼、蛋清、脱脂牛奶、豆类等。

③多食富含钾的食物。钾可以促进机体钠盐的排泄，调整细胞内钠与钙的比值，从而避免脑血管栓塞的发生。富含钾的食物有：香蕉、哈密瓜、土豆、紫菜、淡菜等。

④远离烟酒。饮酒可影响心血管功能，可使心血管其他部位形成的血栓脱落后随血流进入脑循环，阻塞脑动脉某个分支而引起脑血栓。

日常保健

①处于脑血管栓塞恢复期和后遗症期的患者，应坚持进行有效的药物治疗和饮食调理。

②进行相关的康复训练，同时控制好血压、血脂等易诱发心血管病的因素。

③进行适当的体育锻炼，不宜做剧烈运动，而散步，练习体操、太极等，都是很好的选择，以不过量、不过劳为度。

调理食谱 香菇大米粥

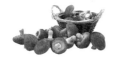

🔹 **原料**：水发大米120克，鲜香菇30克

🔹 **调料**：盐、食用油各适量

🔹 **制作**：

①香菇切粒，备用；砂锅注水烧开，倒入洗净的大米，搅拌均匀。

②烧开后用小火煮约30分钟至大米熟软，倒入香菇粒，搅拌匀，煮至断生。

③加入少许盐、食用油，搅拌片刻至食材入味。

④关火后盛出煮好的粥，装入碗中，待稍微放凉即可食用。

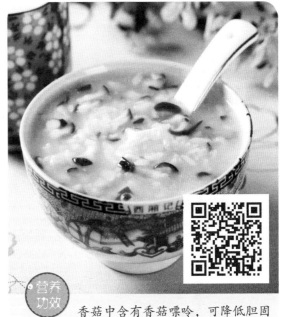

营养功效 香菇中含有香菇嘌呤，可降低胆固醇，防止动脉硬化，此道膳食对防治脑血管栓塞有一定的食疗功效。

调理食谱 山楂黑豆瘦肉汤

🔹 **原料**：山楂80克，水发黑豆120克，猪瘦肉150克，葱花少许

🔹 **调料**：料酒10毫升，鸡粉、盐各2克

🔹 **制作**：

①山楂去核切小块，猪瘦肉切丁，备用。

②砂锅中注入适量水烧开，倒入黑豆、瘦肉丁、山楂，淋适量料酒，拌匀。

③烧开后用小火再煮约30分钟，至食材熟透。

④放入鸡粉、盐，拌匀调味；盛出，撒上葱花即可。

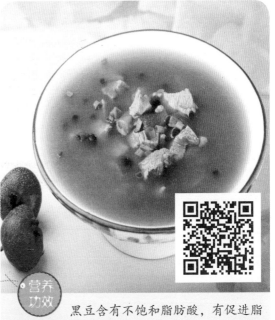

营养功效 黑豆含有不饱和脂肪酸，有促进脂肪和胆固醇代谢的作用。此道膳食对于降低动脉硬化、预防血管栓塞有较好的疗效。

偏头痛

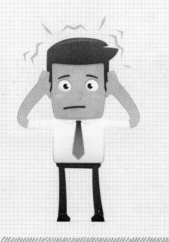

偏头痛多为一侧或两侧颞部反复发作的搏动性头痛，发作前可伴视觉、体觉先兆，发作时常伴呕吐，且多在儿童期和青春期起病，中青年期是发病高峰期，女多于男，大约1/3的病人有家族遗传史。某些食物可诱发偏头痛，如含酪胺的奶酪，含亚硝酸盐反腐剂的肉类如热狗或熏肉，含苯乙胺的巧克力，食品添加剂如谷氨酸钠（味精）、红酒等。

典型症状

偏头痛发作前多数病人会出现视物模糊、闪光、幻视、盲点等症，疼痛一般先发于眼眶周围、额头，起先为钝痛，继而变为剧烈的搏动性疼痛，达到顶峰时呈持续性，头痛一般持续数小时至两三天；部分病人会伴有恶心呕吐、面色苍白、大汗淋漓、腹痛腹泻等症状。头痛消失后的几天之内，病人一般会有身心疲惫、虚弱抑郁、头重脚轻等残留的不适感。

饮食原则

①禁食动物内脏。动物内脏不但胆固醇含量高，且维生素A含量也高，两者都会诱发偏头痛。

②忌食含酪氨酸的食物。酪氨酸是造成血管痉挛的主要诱因，偏头痛患者不宜食用。含酪氨酸的食物有：奶酪、柑橘类食物、腌渍沙丁鱼、香肠、洋葱等。

③忌食一切发物。偏头痛是一种反复发作的病症，故不宜食用会诱发旧疾的发物，如易引发头痛的蘑菇、香菇、鸡头、猪头肉、鹅肉、牛肉、羊肉、鸭蛋等。

④避免过量食用酱油及味精。味精和酱油中的谷氨酸钠是引起偏头痛的原因之一，应避免过量食用。

⑤多吃含镁丰富的蔬菜、水果，补充镁能放松肌肉、调节血流。含镁的食物有：小米、荞麦面等谷类，黄豆、蚕豆、豌豆等豆类及豆制品。

日常保健

①开窗通风，避免强烈的气味。香烟、雪茄、油漆、废气、清洁剂和化学洗涤剂等，会引发偏头疼。

②运动是预防头痛的有效方法之一，正确而适宜的运动，能够减少偏头痛发作，但头痛剧烈时忌运动。

③忌滥用避孕药。女性服用避孕药会加重偏头痛症状，甚至引发中风。

④睡眠规律，忌晨昏颠倒。睡眠不足或睡太多都容易引发偏头痛。

调理食谱 土豆疙瘩汤

原料： 土豆40克，南瓜45克，水发粉丝55克，面粉80克，蛋黄、葱花各少许

调料： 盐2克，食用油适量

制作：

①土豆、南瓜切丝，待用；粉丝切段，倒入蛋黄，加盐，搅匀。

②撒上适量面粉，搅至起劲，制成面团，待用。

③煎锅中注食用油烧热，放土豆、南瓜，翻炒至食材断生，盛出装盘。

④汤锅注水烧开，把面团分成数个剂子，下入锅中，大火煮2分钟至浮起。

⑤放入炒制好的蔬菜，加盐，中火续煮片刻，盛出装碗，撒上葱花即成。

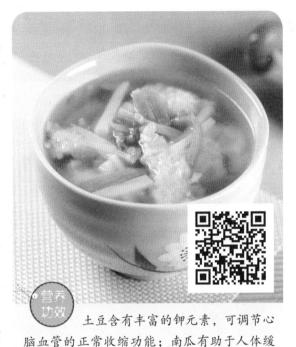

营养功效 　土豆含有丰富的钾元素，可调节心脑血管的正常收缩功能；南瓜有助于人体缓解神经兴奋及肌肉紧张，进而缓解偏头痛。

调理食谱 彩椒炒芦笋

原料： 芦笋110克，彩椒50克，鲜百合45克，姜片、葱段各少许

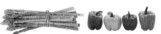

调料： 盐3克，鸡粉2克，料酒4毫升，水淀粉、食用油各适量

制作：

①芦笋切段，彩椒切块；锅中注水烧开，放入少许食用油、盐。

②倒入芦笋段、彩椒块、百合，煮至全部食材断生，捞出，待用。

③用油起锅，放入姜片、葱段，用大火爆香；倒入焯好的食材，翻炒片刻。

④淋入料酒，加调料，倒入水淀粉，翻炒至食材入味，关火后盛出即成。

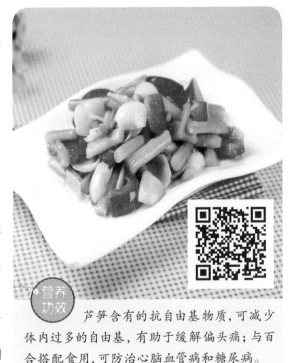

营养功效 　芦笋含有的抗自由基物质，可减少体内过多的自由基，有助于缓解偏头痛；与百合搭配食用，可防治心脑血管病和糖尿病。

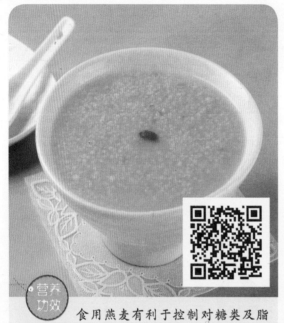

营养功效 食用燕麦有利于控制对糖类及脂肪的吸收，小米中的镁元素可减少偏头痛发作。常食用此道膳食可防治心脑血管疾病。

调理食谱 小米燕麦荞麦粥

◐ 原料： 水发小米70克，水发荞麦80克，玉米碎85克，燕麦40克

◐ 制作：

①砂锅中注入适量水，再用大火烧开。

②倒入洗净的小米、荞麦、玉米、燕麦，用勺搅拌均匀。

③盖上盖，用小火煮约30分钟，至以上食材熟透。

④揭开盖，略微搅拌片刻，将煮好的杂粮粥盛出即可。

营养功效 食用白菜可降低胆固醇；洋葱有保护大脑和心脏的作用；豆腐中的镁能调节血流、放松肌肉，有助于缓解偏头痛。

调理食谱 蔬菜浇汁豆腐

◐ 原料： 豆腐170克，白菜35克，胡萝卜20克，洋葱15克，鸡汤300毫升

◐ 调料： 食用油适量

◐ 制作：

①豆腐切薄片，洋葱、胡萝卜切粒，白菜切丁，豆腐放入蒸盘中。

②蒸锅上火烧开，放入蒸盘；用中火蒸约10分钟至其熟透。

③取出豆腐，煎锅置于火上烧热，加食用油，倒入洋葱、胡萝卜、白菜，炒匀。

④注入适量鸡汤，拌匀，用大火略煮一会儿；关火后盛出味汁，浇在豆腐上即可。